医学护理基础与临床实践

柏 萍 等◎主编

长江出版传媒 湖北科学技术出版社

图书在版编目(CIP)数据

医学护理基础与临床实践/柏萍等主编. -- 武汉：
湖北科学技术出版社，2022.7
ISBN 978-7-5706-2074-6

Ⅰ. ①医… Ⅱ. ①柏… Ⅲ. ①护理学 Ⅳ. ①R47

中国版本图书馆CIP数据核字(2022)第115749号

责任编辑：许可   封面设计：胡博

出版发行：湖北科学技术出版社   电话:027-87679426
地   址:武汉市雄楚大街268号   邮编:430070
      （湖北出版文化城B座13-14层）
网   址:http://www.hbstp.com.cn

印   刷:山东道克图文快印有限公司   邮编:250000

787mm×1092mm   1/16   10印张   228千字
2022年7月第1版   2022年7月第1次印刷
                                       定价: 88.00 元

前　言

　　随着科学技术的飞速发展和医学科学的不断进步，护理学科发生了根本性的变化。护理工作要坚持"以患者为中心"，以患者安全为重点，护理服务让患者满意、让社会满意。为了实现这一目标，对护士的专科知识、技术水平、业务素质和人文素养等提出了更高的要求。本书在编写中本着科学、严谨、创新的态度，融入了长期临床实践的经验积累及研究成果，阐述了先进的以人为本的护理理念。在引用各系统疾病诊断、治疗等现代治疗理论的基础上，着重介绍了疾病的护理问题，并针对地提出了系统的护理措施。全文重点介绍了临床常见病、多发病的护理要点，包括神经系统、呼吸系统、循环系统、消化系统、泌尿系统等常见病的护理内容，资料新颖，内容丰富，覆盖面广，科学实用，充分吸收近几年的护理新理论、新知识和新技术，以帮助临床护理人员培养良好的思维判断能力，使护理工作更加有条理、清晰、主动。可供临床各专科护理人员、护理教师与学生参考使用。

　　由于作者的临床经验及编书风格有所差异，加之时间仓促，故有不足之处，希望诸位同道不惜指正和批评。

编　者

目　　录

第一章　神经系统疾病的护理 …………………………………………… (1)

第一节　周围神经疾病的护理 …………………………………… (1)

第二节　脊髓疾病的护理 ………………………………………… (7)

第三节　脑血管疾病的护理 ……………………………………… (11)

第四节　帕金森病的护理 ………………………………………… (25)

第二章　呼吸系统疾病的护理 …………………………………………… (30)

第一节　急性上呼吸道感染和急性气管—支气管炎的护理 …… (30)

第二节　支气管扩张的护理 ……………………………………… (35)

第三节　支气管哮喘的护理 ……………………………………… (39)

第四节　肺炎的护理 ……………………………………………… (47)

第五节　肺脓肿的护理 …………………………………………… (54)

第三章　循环系统疾病的护理 …………………………………………… (58)

第一节　心力衰竭的护理 ………………………………………… (58)

第二节　心律失常的护理 ………………………………………… (66)

第三节　冠状动脉粥样硬化性心脏病的护理 …………………… (72)

第四节　原发性高血压的护理 …………………………………… (81)

第四章　消化系统疾病的护理 …………………………………………… (86)

第一节　胃炎的护理 ……………………………………………… (86)

第二节　消化性溃疡的护理 ……………………………………… (91)

第三节　胃癌的护理 ……………………………………………… (98)

第四节　炎症性肠病的护理 ……………………………………… (102)

第五节　肝硬化的护理 …………………………………………… (108)

第五章　泌尿系统疾病的护理 …………………………………………… (116)

第一节　肾小球疾病的护理 ……………………………………… (116)

第二节　尿路感染的护理 ………………………………………… (129)

第三节　肾衰竭的护理 …………………………………………… (135)

第四节　肾盂肾炎的护理 ………………………………………… (145)

参考文献 ………………………………………………………………… (150)

第一章 神经系统疾病的护理

第一节 周围神经疾病的护理

周围神经系统由除嗅神经与视神经以外的 10 对脑神经和 31 对脊神经及周围自主神经系统所组成。周围神经疾病是指周围运动、感觉和自主神经的结构改变或功能障碍。周围神经疾病的原因很多,包括炎症、压迫、遗传、免疫、代谢、变性、中毒、外伤、肿瘤等。周围神经疾病的发病机制包括:①前角细胞和运动神经根破坏导致沃勒变性;②结缔组织病变可压迫周围神经或神经滋养血管而使周围神经受损;③自身免疫性周围神经病可引起小静脉周围炎性细胞浸润及神经损伤;④中毒性和营养缺乏病变损害神经轴索或髓鞘;⑤遗传代谢性疾病可因酶系统障碍而影响周围神经。

周围神经疾病的病理改变有 4 种主要类型:①沃勒变性,任何外伤使轴索断裂后,由于无轴浆运输为胞体提供轴索合成的必要成分,断端远侧轴索和髓鞘迅速发生变性、解体。②轴索变性,由代谢、中毒性病因引起胞体蛋白质合成障碍或轴浆运输阻滞使远端轴索得不到营养,由轴索远端向近端出现变性和脱髓鞘。③节段性脱髓鞘,由感染、中毒等原因引起的节段性髓鞘破坏而轴索保持相对完整。④神经元变性,是神经元胞体变性坏死继发轴索变性和髓鞘破坏。

周围神经疾病症状学特点为感觉障碍、运动障碍、自主神经障碍、腱反射减弱或消失等。

一、三叉神经痛患者的护理

三叉神经痛是一种原因未明的三叉神经分布区内闪电样反复发作的剧痛,而不伴三叉神经功能破坏的症状,又称为原发性三叉神经痛。

(一)病因与发病机制

病因仍不清楚,可能为三叉神经脱髓鞘产生异位冲动或伪突触传递所致。继发性三叉神经痛多为脑桥小脑角占位病变压迫三叉神经以及多发性硬化等所致。

(二)临床表现

(1)70%～80%的病例发生在 40 岁以上,女性稍多于男性,多为一侧发病。

(2)以面部三叉神经分布区内突发的剧痛为特点,似触电、刀割、火烫样疼痛,以面颊部、上下颌或舌疼痛最明显;口角、鼻翼、颊部和舌等处最敏感,轻触、轻叩即可诱发,故有"触发点"或"扳机点"之称。

(3)每次发作从数秒至 2min 不等。其发作来去突然,间歇期完全正常。

(4)疼痛可固定累及三叉神经的某 1 分支,也可同时累及 2 支,同时 3 支受累者少见。

(5)病程可呈周期性,随着病程进展使发作逐渐频繁,间歇期缩短,甚至整日疼痛不止。

(6)原发性三叉神经痛者神经系统检查无阳性体征。继发性三叉神经疼痛多伴有其他脑神经及脑干受损的症状和体征。

(三)诊断要点

根据疼痛发作的典型症状和分布范围,三叉神经痛的诊断不难,但应注意与牙痛、偏头痛等相区别,并注意鉴别原发性与继发性三叉神经痛。

(四)治疗要点

迅速有效止痛是治疗本病的关键。

1.药物治疗

本病的首选药物为卡马西平,开始剂量为0.1g,2次/d,以后每天增加0.1g,直到疼痛消失,然后再逐渐减量,最小有效维持剂量常为0.6~0.8g/d。其次可选用苯妥英钠、氯硝西泮、氯丙嗪、氟哌啶醇等。轻者亦可服用解热镇痛药物。

2.神经节射频电凝治疗

采用射频电凝治疗对大多数患者有效,可缓解疼痛数月至数年。但可致面部感觉异常、角膜炎、复视、咀嚼无力等并发症。

3.封闭治疗

药物治疗无效者可行三叉神经纯乙醇或甘油封闭治疗。

4.手术治疗

以上治疗无效且能耐受开颅手术者可考虑三叉神经终末支或半月神经节内感觉支切断术,或行微血管减压术。

(五)常见护理诊断/问题

疼痛:面颊、上下颌及舌疼痛。疼痛与三叉神经受损(发作性放电)有关。

(六)护理措施

1.休息与活动

指导患者保持心情愉快,鼓励其适当活动,以分散注意力。生活有规律,注意劳逸结合,避免过度劳累。保持周围环境安静、室内光线柔和,避免因周围环境刺激而产生焦虑情绪,以致诱发或加重疼痛。

2.饮食护理

选择清淡、无刺激的软食,严重者可进食流质。

3.病情观察

观察患者疼痛的部位、性质,了解疼痛的原因与诱因。

4.用药护理

指导患者遵医嘱正确服用止痛药,并告知不良反应,如卡马西平可导致头晕、嗜睡、口干、恶心、步态不稳、肝功能损害、皮疹和白细胞减少;氯硝西泮可出现嗜睡、步态不稳等。告知患者不要随意更换药物或自行停药,护士应观察、记录和及时报告医生。

5.心理护理

了解患者及家属对疾病的认识、疾病对患者的影响,患者是否存在异常的心理反应。与患者进行有效沟通及引导,使其遵医用药、规律饮食,积极配合治疗和护理。鼓励患者运用指导式想象、听轻音乐、阅读等分散注意力,以达到精神放松减轻疼痛。

(七)健康指导

1.疾病知识指导

本病为周期性发作,病程长,且间歇期逐渐缩短,应帮助患者及家属掌握本病相关知识与自我护理方法,以减少发作频率、减轻患者痛苦。

2.避免诱因

指导患者建立良好生活规律,保持情绪稳定和心情愉悦、培养多种兴趣爱好,适当分散注意力;保持正常作息和睡眠;洗脸、刷牙动作宜轻柔。食物宜软,忌生硬、油炸食物。

3.用药与就诊指导

遵医嘱合理用药,服用卡马西平者每1～2个月检查1次肝功能和血常规,出现眩晕、步态不稳或皮疹时及时就诊。

(八)预后

三叉神经痛很少自愈,病程呈周期性,每次发作期可数天、数周或数月不等;缓解期亦可数天至数年,但往往随病程推移而缩短。

二、面神经炎患者的护理

面神经炎是由茎乳孔内面神经非特异性炎症所致的周围性面瘫,又称为特发性面神经麻痹或贝尔麻痹,是最常见的面神经瘫痪疾病。

(一)病因与发病机制

面神经炎的病因与发病机制尚未完全明确。受凉、感染、中耳炎、茎乳孔周围水肿及面神经在面神经管出口处受压、缺血、水肿等均可引起发病。其病理改变除局部神经水肿外,严重者并发髓鞘脱失、轴突变性。

(二)临床表现

(1)本病任何年龄、任何季节均可发病,男性比女性略多,多见于20～40岁。一般为急性发病,常于数小时或1～3d内症状达高峰。

(2)主要表现为一侧面部表情肌瘫痪,额纹消失,不能皱额蹙眉;眼裂闭合不能或闭合不完全;病侧鼻唇沟变浅,口角歪向健侧(露齿时更明显);吹口哨及鼓腮不能等。

(3)病初可有麻痹侧的耳后或下颌角后疼痛。少数患者可有茎乳孔附近及乳突压痛。面神经病变在中耳鼓室段者可出现说话时回响过度和病侧舌前2/3味觉缺失。

(三)实验室及其他检查

面神经传导检查对早期(起病后5～7d)完全瘫痪者的预后判断是一项有用的检查方法。EMG检查表现为病侧诱发的肌电动作电位M,波幅明显减低,若为对侧正常的30%或以上者,则有望在2个月内完全恢复;若为10%～29%者则需要2～8个月才能恢复,且有一定程度的并发症;若仅为10%以下者则需6～12个月才有可能恢复,常伴有并发症(如面肌痉挛等);若病后10d内出现去神经电位,恢复时间将延长。

（四）诊断要点

根据急性发病时的临床表现为周围性面瘫，即可做出面神经炎的诊断，但是注意与吉兰—巴雷综合征、中耳炎、脑膜炎、腮腺炎、肿瘤等继发引起的面神经麻痹相鉴别。

（五）治疗要点

（1）急性期应尽早使用糖皮质激素，可用泼尼松 30mg 口服，1 次/d，或地塞米松 10mg/d 静脉滴注，疗程 1 周左右，并用大剂量维生素 B_1、维生素 B_{12} 肌内注射，还可采用红外线照射或超短波透热疗法。眼裂不能闭合者，可根据情况使用眼膏、眼罩，或缝合眼睑以保护角膜。

（2）恢复期可进行面肌的运动训练，也可采用碘离子透入理疗、针灸、高压氧等治疗。

（3）2～3 个月后，对自愈较差的高危患者可行面神经减压手术，以争取恢复的机会。发病后 1 年以上仍未恢复者，可考虑整容手术或面-舌下神经或面副神经吻合术。

（六）常见护理诊断/问题

（1）疼痛：下颌角或乳突部疼痛。疼痛与面神经病变累及膝状神经节有关。

（2）身体意象紊乱。身体意象紊乱与面神经麻痹所致口角㖞斜等有关。

（七）护理措施

1.休息与活动

急性期注意休息，防风、防寒，尤其患侧耳后茎乳孔周围应予保护，预防疾病发作。外出时可戴口罩，系围巾，或使用其他改善自身形象的恰当修饰。

2.饮食护理

进食清淡饮食，避免粗糙、干硬、辛辣食物，有味觉障碍的患者应注意食物的冷热度，以防烫伤口腔黏膜；指导患者饭后及时漱口，清除口腔患侧滞留食物，保持口腔清洁，预防口腔感染。

3.病情观察

观察患者面瘫的症状，了解发病的原因与诱因。

4.用药护理

指导患者遵医嘱用药，并告知药物的不良反应，不要随意减药或自行停药。

5.心理护理

了解患者及家属对疾病的认识，疾病对患者的影响，患者是否存在异常的心理反应。根据患者情况，与患者有效沟通，引导其遵医用药、规律饮食，积极配合治疗和护理。

（八）健康指导

1.疾病知识指导

帮助患者和家属掌握本病相关知识与自我护理方法，消除诱因和不利于康复的因素。

2.日常生活指导

鼓励患者保持心情愉悦、防止因受凉、感冒而诱发本病；面瘫未完全恢复时注意用围巾或高领风衣适当遮挡、修饰。

3.预防并发症

指导进食清淡软食，保持口腔清洁，预防口腔感染；保护角膜，防止角膜溃疡。

4.功能锻炼

指导患者掌握面肌功能训练的方法,坚持每天数次面部按摩和运动。

(九)预后

面神经炎的预后取决于病情的严重程度及处理是否及时适当。约75%的患者在2~3个月内恢复。发病后2周做面神经传导检查可帮助估计预后的情况。轻型病例1~2个月内可恢复;部分病例需3~6个月;6个月以上仍未开始恢复者,日后完全恢复正常的可能性较小。

三、急性炎症性脱髓鞘性多发性神经病患者的护理

急性炎症性脱髓鞘性多发性神经病(acute inflammatory demyelinating polyradiculo-neuropathies,AIDP)又称吉兰-巴雷综合征(Guillain-Barre syndrome,GBS),是以周围神经和神经根的脱髓鞘,小血管周围淋巴细胞及巨噬细胞的炎性反应为病理特点的自身免疫性疾病,病前可有非特异性病毒感染或疫苗接种史。

(一)病因与发病机制

本病的病因与发病机制尚不明确,一般认为本病属于一种迟发性自身免疫性疾病,病理及发病机制类似于 T 细胞介导的实验性变态反应性神经病,其免疫致病因子可能为存在于患者血液中的抗周围神经髓鞘抗体或对髓鞘有害性的细胞因子等。

(二)临床表现

(1)各年龄组均可发病,男性略高于女性,一年四季均可发病。

(2)多数患者病前1~4周有上呼吸道或消化道感染症状,少数患者有疫苗接种史。

(3)多为急性或亚急性起病,首发症状常见为四肢对称性无力。并可累及躯干,严重病例可因累及肋间肌及膈肌而致呼吸麻痹。瘫痪为弛缓性,腱反射减低或消失,病理反射阴性。严重者可因继发性轴突变性而出现肌肉萎缩。

(4)患者多有肢体感觉异常,如麻木、刺痛和不适感等,感觉缺失或减退呈手套袜子样分布。

(5)脑神经损害成年人以双侧周围性面瘫多见;延髓麻痹以儿童多见。偶见视乳盘水肿。

(6)自主神经症状有多汗、皮肤潮红、手足肿胀及营养障碍。严重者可有心动过速、直立性低血压。直肠和膀胱括约肌功能多无影响。

(三)实验室及其他检查

实验室检查主要为腰椎穿刺术取脑脊液化验,典型的脑脊液改变为细胞数正常,而蛋白质明显增高(为神经根的广泛炎症反应),称蛋白细胞分离现象,病后第3周最明显。肌电图早期可见 F 波或 H 反射延迟。

(四)诊断要点

急性或亚急性起病,病前有感染史,四肢对称弛缓性瘫痪可有脑神经损害,常有脑脊液蛋白-细胞分离现象,可做出临床诊断。

(五)治疗要点

1.辅助呼吸

呼吸麻痹是 GBS 的主要危险,呼吸麻痹的抢救成功与否是增加治愈率、降低病死率的关

键,而呼吸机的正确使用是成功抢救呼吸麻痹的保证。因此,应严密观察患者病情,对有呼吸困难者及时进行气管插管、气管切开和人工辅助呼吸。

2.病因治疗

(1)血浆置换疗法。周围神经脱髓鞘时,由于体液免疫系统的作用,患者血液中有与发病有关的抗体、补体及细胞因子等,在发病 2 周内采用血浆置换疗法,可缩短临床症状,缩短使用呼吸机的时间,降低并发症发生率,并迅速降低抗周围神经髓鞘抗体滴度。适应证为不能独立行走、肺活量明显减少或延髓麻痹等病情较严重的患者。但本法只能在具有一定条件和经验的医疗中心进行,且费用昂贵。

(2)免疫球蛋白。大剂量的免疫球蛋白静脉滴注治疗急性病例,可获得与血浆置换治疗相近的效果,而且安全。但有部分病例可复发,再治疗仍然有效。

(3)糖皮质激素。近年来的临床研究发现其效果不佳,且可能发生并发症,现多已不主张应用,但慢性 GBS 对激素仍有良好的反应。

(六)常见护理诊断/问题

(1)低效性呼吸型态。低效性呼吸型态与周围神经损害、呼吸肌麻痹有关。

(2)恐惧。恐惧与呼吸困难、濒死感或害怕气管切开有关。

(3)吞咽障碍。吞咽障碍与脑神经受损所致延髓麻痹、咀嚼肌无力及气管切开有关。

(4)清理呼吸道无效。清理呼吸道无效与肌麻痹所致的咳嗽无力、肺部感染所致的分泌物增多等有关。

(5)潜在并发症。常见的并发症有深静脉血栓形成、营养失调。

(七)护理措施

1.休息与活动

为患者提供安静、舒适、光线柔和的环境。协助卧床患者取舒适卧位,定时翻身、叩背、按摩,做瘫痪肢体的被动活动,预防压疮、坠积性肺炎等并发症。指导患者学会使用便器,取放便器时动作轻柔,避免损伤皮肤。

2.饮食护理

给予高维生素、高热量且易消化饮食,多食水果、蔬菜,补充足够的水分。延髓麻痹不能吞咽进食者和气管切开、呼吸机辅助呼吸者给予鼻饲流质,以保证机体足够的营养供给,维持水、电解质平衡,预防营养失调。留置胃管的患者强调在进食时和进食后 30min 应抬高床头,防止食物反流引起窒息和坠积性肺炎。

3.病情观察

给予心电监测、动态观察血压、脉搏、呼吸、动脉血氧饱和度及情绪变化。询问患者有无胸闷、气短、呼吸费力等症状,注意呼吸困难的程度和血气分析的指标改变。当患者烦躁不安时,应区分是否为早期缺氧;当出现呼吸费力、出汗、口唇发绀等缺氧症状,肺活量降至 $20 \sim 25$ mL/kg以下,血氧饱和度降低,血气分析血氧分压低于 70mmHg,应立即报告医生,遵医嘱及早给予呼吸机辅助呼吸。

4.用药护理

应教会患者遵医嘱正确服药,告知药物的作用、不良反应、使用时间、方法及注意事项。如某些镇静安眠类药物可产生呼吸抑制,不能轻易使用,以免掩盖或加重病情。

5.心理护理

本病起病急,进展快,患者常因呼吸费力而紧张、恐惧,害怕呼吸停止,害怕气管切开,恐惧死亡,常表现为躁动不安及依赖心理。护士应及时了解患者的心理状况,主动关心患者,尽可能陪伴在患者身边,耐心倾听患者的感受,告知患者医护人员会认真观察其病情,使其情绪稳定。同时还要使其认识到气管切开和机械通气的重要性,告知本病经过积极治疗和康复锻炼大多预后很好,以增强他们对治疗的信心,取得充分信任和合作。

(八)健康指导

1.疾病知识指导

指导患者及家属掌握本病相关知识及自我护理方法,帮助分析和消除不利于疾病恢复的个人和家庭因素,鼓励患者保持心情愉快和情绪稳定,树立战胜疾病的信心。

2.避免诱因

加强营养,增强体质和机体抵抗力,避免淋雨、受凉、疲劳和创伤,防止复发。

3.运动指导

加强肢体功能锻炼和日常生活活动训练,减少并发症,促进康复。肢体被动和主动运动均应保持关节的最大活动度;运动锻炼过程中应有家人陪同,防止跌倒、受伤。GBS恢复过程长,需要数周或数月,家属应理解和关心患者,督促患者坚持运动锻炼。

(九)预后

本病的预后大多良好,通常在病情稳定后2～4周开始恢复,70%～75%的病例几乎完全康复;25%的病例可遗留轻微神经功能缺损症状;病死率约为5%,主要死因为呼吸肌麻痹、肺部感染及心力衰竭;2%的病例可再发。

第二节　脊髓疾病的护理

一、概述

脊髓是脑干向下的延伸部分,上端与延髓相连,下端以终丝终止于第1尾椎的骨膜。成人脊髓全长40～45cm,相当于椎管长度的2/3。因此,脊髓节段的位置比相应的脊椎高:颈髓节段比颈椎高1节椎骨,上中胸髓节段比相应胸椎高2节椎骨,下胸髓则高3节椎骨,腰髓相当于胸10～12水平,骶髓相当于胸12和腰1水平。此种关系对判断脊髓病变与X线片所见椎骨的位置有重要意义。

脊髓自上而下共有31对脊神经,亦分成31个节段,但其表面无节段界限。脊髓有2个膨大,称颈膨大和腰膨大。颈膨大为颈 5～胸 2,发出神经根支配上肢;腰膨大为腰 1～骶 2,发出神经根支配下肢。

脊髓由 3 层结缔组织的被膜所包围,由内向外依次为软膜、蛛网膜和硬膜。软膜与蛛网膜之间的腔隙充满脑脊液,称为蛛网膜下隙。蛛网膜与硬膜之间为硬膜下腔。在脊髓的横断面上,中央区为神经细胞核团组成的灰质,呈蝴蝶形或"H"形,外周是由上、下行传导束组成的白质。灰质中心有中央管,中央管前方为前联合,后方为后联合。中央管两翼分为前、后角,运动神经元居前角,后角为感觉神经二级神经元集中处。脊神经前、后根,腹侧沟,背正中裂将白质分为前索、侧索和后索。后索主要为上行纤维,传递本体感觉、触觉的信息至脑干和大脑;前索主要为下行纤维,传递精细运动的神经冲动,从中枢至脊髓前角运动神经元以及骨骼肌;侧索的上行纤维传递痛、温、触觉至丘脑,其下行纤维传递大脑皮质运动区的冲动至其所组成的锥体束的纤维以及脊髓前角运动神经元。

脊髓损害的临床表现主要有三大症状:感觉障碍、运动障碍和自主神经功能障碍。由于脊髓灰、白质的功能结构特征,组成了不同部位脊髓损害的特征表现。

(一)脊髓节段性损害

1.脊髓前角病变

前角病变表现为前角细胞支配的相应节段的骨骼肌下运动神经元性瘫痪,无感觉障碍。单纯前角损害见于脊髓灰质炎(小儿麻痹症)、运动神经元病(进行性脊髓性肌萎缩)等。

2.脊髓后角病变

骨髓后角的病变产生同侧皮肤节段性痛觉、温度觉消失或减退,但触觉及深感觉仍保留,单纯的后角损害见于脊髓空洞症。

3.脊髓灰质前连合病变

脊髓灰质前连合损害后,临床表现为双侧对称性节段性痛觉、温度觉障碍,但触觉和深感觉仍保留,见于髓内肿瘤、脊髓空洞症及脊髓血肿等。

(二)传导束损害

1.后索损害

病变以下出现同侧深感觉缺失和触觉减退,病侧腱反射减弱或消失,以及出现感觉性共济失调,见于脊髓结核。

2.脊髓丘脑束损害

当一侧脊髓丘脑束损害时,出现损害平面以下对侧皮肤痛觉、温度觉减退或缺失,触觉及深感觉仍保留。

3.皮质脊髓束损害

当皮质脊髓束损害时,损害平面以下出现同侧上运动神经元性瘫痪,见于运动神经元病。

4.脊髓半侧损害

当脊髓半侧损害时,出现同侧相应节段的根性疼痛及感觉过敏区,同时损害平面以下同侧上运动神经元性瘫痪及深感觉缺失,对侧痛觉、温度觉缺失,称为脊髓半切综合征,见于早期脊髓压迫症。

5.脊髓横贯损害

当脊髓横贯损害时,损害平面以下各种感觉缺失,上运动神经元性瘫痪、尿便障碍及自主神经功能障碍等。脊髓严重横贯损伤(如急性脊髓炎和脊髓外伤)急性期常常出现脊髓休克症状,表现为损害平面以下呈弛缓性瘫痪,腱反射消失,肌张力低,病理反射不能引出和尿潴留。一般持续 2～4 周后逐渐转为上运动神经元性瘫痪,表现为腱反射亢进,肌张力增高,病理反射阳性及反射性排尿等。休克期越长,预后越差。

二、急性脊髓炎患者的护理

急性脊髓炎为脊髓白质脱髓鞘或坏死所致的急性脊髓横贯性损害。表现为病变水平以下肢体运动障碍、各种感觉缺失以及自主神经功能障碍。

(一)病因与发病机制

本病的病因尚不明确,多数为病毒感染或接种疫苗后引起的机体自身免疫反应。脊髓血管缺血和病毒感染后,抗病毒抗体所形成的免疫复合物在脊髓血管内沉积也可能是本病的发病原因。脊髓全长均可累及,但以胸 3～5 节段最多见,因为此段脊髓供血较差。其次为颈段和腰段,骶段少见。肉眼观察脊髓可见病变部位软膜充血或有炎性渗出物,脊髓肿胀,严重者质地变软。切面可见白质与灰质分界不清,有点状出血。镜检可见软膜和脊髓血管扩张、充血,血管周围以淋巴细胞和浆细胞为主的浸润和水肿,灰质内神经细胞肿胀,尼氏小体溶解,甚至细胞溶解消失。白质内髓鞘脱失,轴突变性,大量吞噬细胞和胶质细胞增生。脊髓严重破坏时,可软化形成空腔。

(二)临床表现

(1)任何年龄均可发病,以青壮年多见,无性别差异,一年四季均可发病。

(2)病前 1～2 周多有上呼吸道感染、腹泻等症状,或有疫苗接种史。受凉、过劳、外伤等常为发病诱因。

(3)急性起病,多数患者在 2～3d 内、部分患者在 1 周内发展为完全性截瘫。常以双下肢麻木、无力为首发症状。

(4)典型表现为病变水平以下肢体瘫痪、感觉缺失和括约肌功能障碍。严重者多出现脊髓休克。可伴自主神经功能障碍,如多汗或少汗、皮肤营养障碍等。休克期一般为 2～4 周,并发肺炎,泌尿系统感染或压疮者可延长至数月。若无并发症,休克期后进入恢复期,表现为瘫痪肢体肌张力增高、腱反射亢进、病理反射出现。肌力恢复常自远端开始,感觉障碍的平面逐渐下降。由于受累脊髓的肿胀和脊膜受牵拉,常出现病变部位有背痛、病变节段束带感。

(5)上升性脊髓炎起病急,发展迅速,可出现吞咽困难、构音障碍、呼吸肌麻痹,甚至死亡。

(三)实验室及其他检查

急性期仅有外周血和脑脊液白细胞稍增高;少数脊髓水肿严重者,脊髓腔可出现梗阻,腰椎穿刺时 Queckenstedt 试验不通;脑脊液蛋白质含量明显增高(可高达 2g/L)。脊髓造影或磁共振显像可见病变部位脊髓肿胀及异常信号等改变。

(四)诊断要点

根据急性起病、病前有感染史或预防接种史、迅速出现的脊髓横贯性损害的临床表现,结合脑脊液和核磁共振成像检查即可做出诊断。

(五)治疗要点

1.药物治疗

急性期以糖皮质激素为主,可减轻脊髓水肿,控制病情。常采用大剂量甲基泼尼松龙短程冲击疗法,500~1000mg 静脉滴注,1 次/d,连用 3~5d;其后改用泼尼松口服,40~60mg/d,逐渐减量后停用。B 族维生素有助于神经功能恢复。选用适当的抗生素预防感染。

2.康复治疗

早期进行被动活动、按摩、理疗,针灸等治疗。部分肌力恢复时,鼓励患者进行主动活动。

(六)常见护理诊断/问题

(1)躯体活动障碍。躯体活动障碍与脊髓病变所致截瘫有关。

(2)尿潴留/尿失禁。尿潴留/尿失禁与脊髓损害所致自主神经功能障碍有关。

(3)低效性呼吸型态。低效性呼吸型态与高位脊髓病变所致呼吸肌麻痹有关。

(4)感知紊乱。脊髓病变水平以下感觉缺失与脊髓损害有关。

(5)潜在并发症。常见的并发症有压疮、肺炎、尿路感染。

(七)护理措施

1.休息与活动

卧气垫床或按摩床,取舒适的卧位,保持肢体功能位置,协助被动运动和按摩,防止关节畸形和肌肉挛缩。协助做好皮肤护理和个人卫生处置,每天温水擦拭 1~2 次,每 2h 翻身 1 次;对于排便失禁或尿失禁者,及时清理排泄物,维持外阴和肛周皮肤清洁、干燥,观察皮肤有无发红、破溃。

2.饮食护理

给予高蛋白、高维生素且易消化的饮食,多吃瘦肉、豆制品、新鲜蔬菜、水果和含纤维素多的食物,供给足够的热量与水分,以刺激肠蠕动,减轻便秘和肠胀气。

3.病情观察

评估患者运动和感觉障碍的平面是否上升;观察患者是否存在呼吸费力、吞咽困难和构音障碍,注意有无药物不良反应,如消化道出血等。急性脊髓炎的患者早期脊髓休克,常出现尿潴留,患者无膀胱充盈感,膀胱可因充盈过度而出现充盈性尿失禁;进入恢复期后感觉障碍平面逐渐下降,膀胱容量开始缩小,尿液充盈到 300~400mL 时即自动排尿,称反射性神经源性膀胱;护士应观察排尿的方式、次数、频率、时间、尿量与颜色,了解排尿是否困难,有无尿路刺激征,检查膀胱是否膨隆,区分是尿潴留还是充盈性尿失禁。

4.康复护理

指导患者进行肢体的主动和被动运动,辅助按摩、针灸、理疗等防止肌肉萎缩和关节挛缩,促进患者知觉的早日恢复;鼓励患者适当进行日常活动锻炼。

5.心理护理

了解患者及家属对疾病的认识、疾病对患者的影响,患者是否存在异常的心理反应。根据患者具体情况,与患者进行有效沟通及引导,使其坚持康复、积极配合治疗和护理。

（八）健康指导

1.疾病知识指导

指导患者及家属掌握疾病康复知识和自我护理方法，帮助分析和去除对疾病治疗与康复不利的因素。鼓励患者树立信心，持之以恒地进行康复锻炼。

2.饮食指导

多食瘦肉、鱼、豆制品、新鲜蔬菜、水果等高蛋白、高纤维素的食物，保持大便通畅。

3.生活与康复指导

本病恢复时间长，卧床期间应定时翻身，预防压疮；肌力开始恢复后应加强肢体的运动，鼓励日常生活中做力所能及的家务和劳动。应予以保护，注意劳逸结合，防止受伤。注意增强体质，避免受凉、感染等诱因。

4.预防尿路感染

向患者及照顾者讲授留置导尿的相关知识和操作注意事项，避免集尿袋接头的反复打开，防止逆行感染。保持外阴部清洁，定时开放尿管、鼓励多喝水，促进代谢产物排泄、自动冲洗膀胱。告知膀胱充盈的指征与尿道感染的相关表现。

（九）预后

急性脊髓炎若无严重并发症，3～4周后进入恢复期，通常在发病后3～6个月可基本恢复生活自理，并发压疮、肺炎或泌尿系统感染时可留有不同程度的后遗症。非横贯性损害、症状较轻、肢体瘫痪不完全者恢复较快；肢体完全性瘫痪者发病6个月后 EMG 仍为失神经改变，MRI 显示髓内广泛性信号改变，病变范围多于 10 个节段或下肢运动诱发电位无反应者预后不良。上升性脊髓炎起病急骤、感觉障碍平面于1～2d 内甚至数小时上升至高颈髓，常于短期内死于呼吸循环衰竭。

第三节 脑血管疾病的护理

一、概述

脑血管疾病（cerebral vascular diseases，CVD）是由各种原因引起的急慢性脑血管病变。脑卒中是急性脑循环障碍导致局限性或全面性脑功能缺损的急性脑血管病事件，通常包括脑出血、脑梗死、蛛网膜下隙出血。

CVD 是神经系统的常见病和多发病，是导致人类死亡的三大主要疾病之一。在我国，脑卒中已成为当今严重危害中老年人生命与健康的主要公共卫生问题，根据我国 7 城市和 21 省农村神经疾病流行病学调查结果显示，脑血管病的年发病率分别为 219/10 万人口和 185/10 万人口，年病死率分别为 116/10 万人口和 142/10 万人口；我国城市居民死因中脑卒中居首位，农村居民死因中脑卒中居于第 2 位。

（一）脑血管疾病的分类

2015 年，中华医学会神经病学分会脑血管疾病分类如下。

(1)缺血性脑血管病:短暂性脑缺血发作;脑梗死(急性缺血性脑卒中);脑动脉盗血综合征;慢性脑缺血。

(2)出血性脑血管病:蛛网膜下隙出血;脑出血;其他颅内出血。

(3)头颈部动脉粥样硬化、狭窄或闭塞(未导致脑梗死)。

(4)高血压脑病。

(5)颅内动脉瘤。

(6)颅内血管畸形。

(7)脑血管炎。

(8)其他脑血管疾病。

(9)颅内静脉系统血栓形成。

(10)无急性局灶性神经功能缺损症状的脑血管病。

(11)脑卒中后遗症。

(12)血管性认知障碍。

(13)脑卒中后情感障碍。

(二)脑的血液供应和生理病理

脑部的血液供应由颈内动脉系统(前循环)和椎-基底动脉系统(后循环)组成,两者之间由Willis环连通。

1.颈内动脉系统

颈内动脉有 5 个重要分支,包括眼动脉、后交通动脉、脉络膜前动脉、大脑前动脉和大脑中动脉。这些动脉主要供应眼部和大脑半球前部 3/5 的血液。

2.椎—基底动脉系统

两侧椎动脉经枕骨大孔入颅后汇合成为基底动脉。基底动脉在脑 F 头端腹侧面分为两条大脑后动脉,供给大脑半球后部 2/5 的血液。椎基底动脉在颅内依次分出小脑下后动脉、小脑下前动脉、脑桥动脉、内听动脉、小脑上动脉等。供给小脑和脑干的血液。

3.脑底动脉环

脑底动脉环又称为 Willis 环,由前交通动脉、两侧大脑前动脉、颈内动脉、后交通动脉与大脑后动脉组成,使两侧大脑半球、一侧大脑半球的前后部形成丰富的侧支循环。成人脑的平均重量约为 1500g,占体重的 2%～3%。而脑血流量却占全身血流量的 15%～20%,耗氧量为20%～30%。脑组织几乎无葡萄糖和糖原的储备,需要血液循环连续地供应所需的氧和葡萄糖,中断血流 2min 脑电活动停止,5min 后出现严重不可逆转损伤。

(三)脑血管疾病的病因和危险因素

1.病因

(1)血管壁病变。如动脉粥样硬化、动脉炎、发育异常(先天性脑动脉瘤、脑动静脉畸形)、外伤等引起血管壁变厚、变性,使血管腔形成斑块、狭窄、闭塞等,其中以动脉硬化最多见。

(2)血液流变学异常及血液成分改变。各种原因引起血液黏滞度增高,如脱水、红细胞增多症。凝血机制异常,如血小板减少性紫癜、血友病、应用抗凝剂、DIC 等。此外,妊娠、产后及术后也可出现高凝状态。

（3）血流动力学改变。如高血压、低血压以及心脏功能障碍等。

（4）其他。如颈椎病、肿瘤等压迫邻近的大血管，影响供血；颅外形成的各种栓子（空气、脂肪、肿瘤等）引起脑栓塞。

2.危险因素

（1）无法干预的因素，如年龄、性别、种族和家族遗传性等。随着年龄的增长，脑卒中的危险因素持续增加，男性发病率高于女性。

（2）可干预的因素。高血压、心脏病、糖尿病已为多数学者认为是脑血管病发病的最重要危险因素。高脂血症、血黏度增高、无症状性颈动脉杂音、眼底动脉硬化、吸烟、酗酒、肥胖、口服避孕药、饮食因素（盐摄入量、肉类和含饱和脂肪酸的动物油食用量）等与脑血管病发病有关。若对以上因素进行积极的干预可以减少脑血管病的发生。

二、短暂性脑缺血发作患者的护理

短暂性脑缺血发作（transient ischemic attack，TIA）是指脑血管病变引起的短暂性、局灶性脑或视网膜功能障碍，症状一般持续 10～15min，多在 1h 内恢复，最长不超过 24h，可反复发作，不遗留神经功能缺损的症状和体征。临床研究结果表明，症状持续 3h 以上的 TIA 患者有影像学及病理学改变，故目前对 TIA 发作时间的限定尚存争议。

（一）病因与发病机制

1.微栓子形成

颈动脉粥样硬化斑块的内容物及其发生溃疡时的附壁血栓凝块的碎屑，可散落在血流中成为微栓子，造成微栓塞，引起局部缺血症状。当微栓子在血管内被血流冲散，或由酶的作用分解，以及因栓塞远端血管扩张，使栓子移向更远端，则恢复血液供应，症状消失。由于血管内血流呈分层流动，可将同一来源的栓子重复地送入同一脑部小血管。这可能是 TIA 发作中症状刻板出现的原因。

2.血流动力学障碍学说

脑动脉严重狭窄或完全闭塞，平时靠侧支循环尚能勉强维持该局部脑组织的供血，当由于某些原因使血压急剧波动时，脑血流量减少，该处脑组织因侧支循环供血不足而发生一过性缺血症状。

3.其他

锁骨下盗血，各种严重贫血、心功能障碍、血液黏度增高等。

（二）临床表现

TIA 发作好发于老年人，男性多于女性。发作突然，历时短暂，一般为 10～15min，多在 1h 内恢复，最长不超过 24h。局灶性脑或视网膜功能障碍、恢复完全，不留神经功能缺损体征。多数患者有反复发作病史。TIA 的症状取决于受累血管的分布。

1.颈动脉系统

TIA 常表现为单眼或大脑半球症状。视觉症状表现为一过性黑蒙、雾视、视野中有黑点等，大脑半球症状多为一侧面部或肢体的无力或麻木。一过性单眼盲是颈内动脉分支眼动脉缺血的特征性症状，优势半球缺血时可有失语。

2.椎一基底动脉系统

TIA 通常表现为眩晕、头晕、构音障碍、发作性跌倒、共济失调、复视眼球震颤、交叉性运动或感觉障碍、偏盲或双侧视力障碍。一侧脑神经麻痹,对侧肢体瘫痪或感觉障碍为椎-基底动脉系统 TIA 的典型表现。

(三)实验室及其他检查

CT 和 MRI 检查多数正常,DSA 检查可见血管狭窄,动脉粥样硬化斑块。

(四)诊断要点

诊断完全靠病史。详细的病史询问是 TIA 诊断的主要依据。为了预防 TIA 再发作或发生脑梗死,应仔细寻找病因,以协助治疗。

(五)治疗要点

1.病因治疗

应针对病因进行积极治疗,如控制血压、治疗心律失常、稳定心脏功能,治疗脑动脉炎,纠正血液成分异常等。防止颈部活动过度等诱发因素。

2.药物治疗

(1)抗血小板聚集剂。可能减少微栓子的发生,对预防复发有一定疗效。常用药物有:①阿司匹林,主张使用小剂量,75~150mg/d,能有效减少卒中复发。②氯吡格雷,75mg/d。阿司匹林不能耐受者适用。③奥扎格雷,不良反应少,与阿司匹林合用效果更好。

(2)抗凝治疗。对频繁发作的 TIA,或发作持续时间长,每次发作症状逐渐加重,同时又无明显的抗凝治疗禁忌者(无出血倾向、无严重高血压、无肝肾疾病、无溃疡病等),可及早进行抗凝治疗。首选肝素。

(3)中医药治疗。常用川芎、丹参、红花等药物。对于偶发 TIA,不论由何种病因所致,都应看作是永久性卒中的重要危险因素,进行适当的药物治疗。对于频繁发作者,即在短时间内反复多次发作,应视为神经科急诊处理,迅速控制其发作。

3.外科手术和血管内介入治疗

颈部大动脉病变,如动脉硬化斑块引起明显狭窄或闭塞者,为了消除微栓塞,改善脑血流量,建立侧支循环,可考虑外科手术和血管内介入治疗(一般颈动脉狭窄>70%,患者有与狭窄相关的神经系统症状,可考虑颈动脉内膜切除术或血管内介入治疗)。

(六)常见护理诊断/问题

(1)有受伤的危险。有受伤的危险与突发眩晕、平衡失调及一过性失明等有关。

(2)知识缺乏。缺乏本病防治知识。

(3)潜在并发症。常见的并发症有脑卒中。

(七)护理措施

1.休息与活动

TIA 发作时患者因为一过性失明或眩晕、易跌倒,受伤,应指导患者合理休息与运动,采取适当的防护措施。仰头或头部转动时应缓慢、动作轻柔,转动幅度不要太大,防止因颈部活动过度或过急导致发作。如厕、沐浴以及外出活动时应有家人陪伴。鼓励患者适当运动,如散步、慢跑、踩脚踏车等,注意运动量和运动方式,选择适合个体的活动、劳逸结合。

2.饮食护理

选择低盐、低脂、充足蛋白质和丰富维生素的饮食,多食谷类和鱼类、新鲜蔬菜、水果、豆类、坚果;少吃甜食;限制钠盐(2g/d)和动物油的摄入;忌辛辣、油炸食物和暴饮暴食。

3.病情观察

频繁发作的患者应注意观察和记录发作的持续时间、间隔时间和伴随症状,观察患者肢体无力或麻木是否减轻或加重,有无头痛、头晕或其他脑功能受损的表现,警惕完全性缺血性脑卒中的发生。

4.用药护理

告知患者药物的作用机制,不良反应观察及用药注意事项。使用阿司匹林、氯吡格雷或奥扎格雷等抗血小板聚集剂治疗时,可出现食欲缺乏、皮疹或白细胞减少等不良反应,发现异常情况应及时报告医生处理。

5.心理护理

应鼓励患者积极调整心态、稳定情绪,帮助患者及家属了解脑血管病的基本病因、危害、主要危险因素。TIA 是卒中的重要危险因素,患者病情可能比刚住院时重,需要家属理解。

(八)健康指导

1.疾病知识指导

本病为脑卒中的一种先兆表现或警示,如任其自然发展,约 1/3 的患者在数年内会发展成为完全性卒中。护士应评估患者及家属对脑血管疾病的认识程度;指导本病的防治措施和自我护理方法;帮助寻找和去除危险因素,主动采取预防措施,改变不健康的生活方式。定期体检,了解自己的心脏功能、血糖、血脂水平和血压高低。尤其有高血压病者应经常测量血压,了解治疗效果;糖尿病患者监测血糖变化;出现肢体麻木无力、头晕、头痛、复视或突然跌倒时应引起高度重视,及时就医。积极治疗相关疾病,如高血压、动脉粥样硬化、心脏病、糖尿病、高脂血症和肥胖症等,遵医嘱服药及调整药物剂量,切勿自行停药、减量或换药。

2.饮食指导

指导患者了解肥胖、吸烟、酗酒及饮食因素与脑血管病的关系。一般认为高钠低钙、高动物油的饮食摄入是引起高血压、动脉硬化的因素之一,故应指导患者改变不合理的饮食习惯和饮食结构。注意粗细搭配、荤素搭配;戒烟、限酒;控制食物热量,保持理想体重。

3.保持心态平衡

长期精神紧张不利于控制血压和改善脑部的血液供应,甚至还可以诱发某些心脑血管病。培养自己的兴趣爱好,增加社交机会,多参加有益身心的社交活动。

(九)预后

不同病因的 TIA 患者预后不同。部分发生脑梗死,部分可缓解。

三、脑梗死患者的护理

脑梗死(cerebral infarction,CI)又称缺血性脑卒中(cerebral ischemic stroke),是指因脑部血液循环障碍,导致脑组织缺血、缺氧坏死或软化。常分为脑血栓形成、脑栓塞和腔隙性脑梗死。脑梗死发病率占 CVD 的 60%～80%。临床上最常见的有脑血栓形成和脑栓塞。

(一)脑血栓形成患者的护理

脑血栓形成(cerebral thrombosis,CT)是脑血管疾病中最常见的一种。指各种原因引起的血管腔变狭窄或在此基础上形成血栓,造成脑局部急性血流中断,脑组织缺血、缺氧、软化坏死,出现相应的神经系统症状与体征。

1.病因与发病机制

(1)脑动脉粥样硬化。脑动脉粥样硬化是最基础的病因。动脉硬化的斑块导致管腔狭窄或血栓形成,可见于颈内动脉和椎-基底动脉系统。高血压常与脑动脉硬化并存、两者相互影响,使病变加重。高脂血症、糖尿病等则往往加速脑动脉硬化的进展。

(2)脑动脉炎。如结缔组织病,病毒、钩端螺旋体感染引起的脑动脉炎。

(3)其他。包括真性红细胞增多症、烟雾病、血小板增多症等。

脑部任何血管都可发生血栓形成,但以颈内动脉、大脑中动脉多见。血栓形成后,血流受阻或完全中断,若侧支循环不能代偿供血,受累血管供应区的脑组织则缺血、水肿、坏死。

2.临床表现

本病好发于中老年人,多见于动脉硬化者,且多伴有高血压、冠心病或糖尿病;年轻发病者以各种原因的脑动脉炎多见;男性稍多于女性。

多数患者在安静休息时发病,部分病例发病前存在 TIA 的发作。病情多在 10h 或几天内发展达到高峰,也可为症状进行性加重或波动。临床表现与病灶部位有关。多数患者意识清楚,少数患者可有不同程度的意识障碍,持续时间较短。常见为局灶性神经功能缺损的表现如失语、偏瘫、偏身感觉障碍等(三偏症)。优势半球受累可有失语。

3.实验室及其他检查

(1)血液检查。血液检查包括血常规、血生化、血液流变学等。

(2)影像学检查。①CT 检查:最常用的检查,发病当天多无改变,但可除外脑出血,24h 以后脑梗死区出现低密度灶。大面积脑梗死有脑水肿和占位。②MRI 检查:比较清晰,可以早期显示缺血组织的大小、部位,对皮质下、脑干和小脑的小梗死灶诊断比较有帮助。③TCD:可发现颅内外血管狭窄或闭塞、血管痉挛,还可用于溶栓监测。④腰穿:仅在无 CT 条件下鉴别出血和梗死。⑤DSA:脑血管病变的"金标准",可显示血栓形成的部位、程度及侧支循环,但不作为脑梗死的常规检查。

4.诊断要点

中年以上有高血压、动脉粥样硬化、高血脂、糖尿病等病史,静息状态起病,症状逐渐加重;如发病时意识清醒,而偏瘫、失语等神经系统局灶体征明显,结合头部 CT 及 MRI 检查,可明确诊断。

5.治疗要点

(1)早期溶栓。脑血栓形成发生后,尽快恢复脑缺血区的血液供应是急性期的主要治疗原则。早期溶栓是指发病后 4～6h 内采用溶栓治疗使血管畅通,可减轻脑水肿,缩小梗死灶,恢复梗死区血流灌注,减轻神经元损伤,挽救缺血半暗带。常用的溶栓药物有:①重组组织型纤溶酶原激活物(rt-PA):目前最先进的溶栓方法。可与血栓中纤维蛋白结合成复合体,后者与纤溶酶原有高度亲和力,使之转变为纤溶酶,以溶解新鲜的纤维蛋白,故 rt-PA 只引起局部溶栓,而不产生全身溶栓状态。其半衰期为 $3\sim5$ min,剂量为 0.9mg/kg(最大剂量 90mg),先静脉注射 10%(1min),其余剂量连续静脉滴注,60min 滴完。②尿激酶:用100 万～150 万 U,溶于生理盐水 $100\sim200$ mL 中,持续静脉滴注 30min。

(2)调整血压。急性期的血压一般维持在发病前较平时稍高的水平,不急于降压。除非血压过高(收缩压大于 220mmHg),一般不使用降压药物,以免血压过低而导致脑血流量不足,使脑梗死加重。血压过低,应补液或给予适当的药物。

(3)防治脑水肿。大面积脑梗死常伴有脑水肿,加剧脑组织缺血、缺氧,导致脑组织坏死,甚至脑疝。若患者意识障碍加重,出现颅内压增高症状,应行降低颅内压治疗。常用 20% 甘露醇 $125\sim250$ mL 快速静脉滴注,$2\sim4$ 次/d,连用 $7\sim10$ d。

(4)抗血小板药物。如奥扎格雷等。

(5)血管扩张剂。可适当应用血管扩张剂,改善局部供血。

(6)高压氧舱治疗。高压氧舱治疗可提高血氧供应,增加有效弥散距离,促进侧支循环形成。脑血栓形成患者若呼吸道没有明显的分泌物,呼吸正常,无抽搐以及血压正常者,宜尽早配合高压氧舱治疗。

(7)脑保护治疗。脑保护治疗可降低脑代谢,干预缺血引发细胞毒性机制减轻缺血性脑损伤,可用奥拉西坦、依达拉奉等。

(8)中医药治疗。丹参、川芎嗪、红花、银杏叶制剂等可降低血小板聚集、抗凝,促进组织修复。

(9)外科治疗。对大面积梗死出现颅内高压危象,内科治疗困难时,可行开颅切除坏死组织和去颅骨减压等手术。

6.常见护理诊断/问题

(1)躯体活动障碍。躯体活动障碍与偏瘫或平衡能力降低有关。

(2)吞咽障碍。吞咽障碍与意识障碍或延髓麻痹有关。

(3)语言沟通障碍。语言沟通障碍与大脑语言中枢功能受损有关。

(4)焦虑/抑郁。焦虑/抑郁与脑部病变导致偏瘫、失语或缺少社会支持等有关。

(5)有失用综合征的危险。有失用综合征的危险与意识障碍、偏瘫所致长期卧床有关。

7.护理措施

(1)休息与活动。患者早期因存在偏瘫及肢体活动障碍,故卧床休息时应注意安全。急性期过后,应及早开始功能锻炼。

(2)饮食护理。患者应保持低盐低脂饮食,每日食盐摄入少于 2g。多食用新鲜蔬菜瓜果,卧床的老年人更容易出现便秘,故应多摄入粗纤维食物。高胆固醇的蛋黄、内脏等应限制摄入。

(3)病情观察。使用扩血管药,尤其是尼莫地平等钙通道阻滞剂时,因能产生明显的扩血管作用,可导致患者头部胀痛、颜面部发红、血压降低等,应监测血压变化、减慢输液滴速(一般小于每分钟 30 滴),指导患者及家属不要随意自行调节输液速度,出现上述症状应及时报告医护人员。

(4)用药护理。脑血栓患者常联合应用溶栓抗凝、血管扩张药及脑代谢活化剂等治疗,护士应耐心解释各类药物的作用、不良反应及使用注意事项,指导患者遵医嘱正确用药。使用抗凝药物要注意监测凝血功能,如使用降脂药物应监测肝肾功能。

(5)心理护理。语言沟通障碍,肢体功能恢复的过程很长,速度较慢,日常生活依赖他人照顾,缺少家庭和社会支持,患者发生焦虑、抑郁的可能性会加大,而焦虑与抑郁情绪阻碍了患者的有效康复,从而严重影响患者的生活质量,故应重视对精神情绪变化的监控,提高对抑郁、焦虑状态的认识,及时发现患者的心理问题,进行针对性心理治疗(解释、安慰、鼓励、保证等),以消除患者思想顾虑,稳定情绪,增强战胜疾病的信心。

8.健康指导

(1)疾病知识和康复指导。应指导患者和家属了解本病的基本病因、主要危险因素和危害,偏瘫康复和语言康复都需要较长的时间,致残率较高,而且容易复发。应鼓励患者树立信心,克服急于求成心理,循序渐进,坚持锻炼。

(2)合理饮食。指导进食高蛋白、低盐、低脂、低热量的清淡饮食,改变不良饮食习惯,多吃新鲜蔬菜、水果、谷类、鱼类和豆类,使能量的摄入和需要达到平衡,戒烟、限酒。

(3)日常生活指导。患者起床起坐或低头系鞋带等体位变换时动作宜缓慢,转头不宜过猛,洗澡时间不宜过长,平日外出时有人陪伴,防止跌倒。合理休息和娱乐,多参加朋友聚会和有益的社会活动,日常生活不要依赖家人,尽量做力所能及的家务等。气候变化时注意保暖,防止感冒。

(4)预防复发。遵医嘱正确服用降压、降糖和降脂药物;定期门诊检查,动态了解血压、血糖、血脂和肝肾功能;预防并发症和脑卒中复发。当患者出现头晕、头痛、一侧肢体麻木无力、讲话吐词不清或进食呛咳、发热、外伤时,家属应及时协助就诊。

9.预后

脑血栓形成病死率约为10%;存活者中约50%的患者可留有不同程度的后遗症。

(二)脑栓塞患者的护理

脑栓塞是由各种栓子沿血液循环进入脑动脉,引起急性血流中断而出现相应供血区脑组织缺血、坏死及脑功能障碍。

1.病因与发病机制

脑栓塞的栓子来源可分为心源性、非心源性、来源不明性3大类。

(1)心源性。心源性为栓子主要来源。脑栓塞的患者中约一半以上为风湿性心脏病二尖瓣狭窄并发房颤。在风湿性心脏病患者中有14%~48%的患者发生脑栓塞。细菌性心内膜炎心瓣膜上的炎性赘生物易脱落,心肌梗死或心肌病时心内膜病变形成的附壁血栓脱落,均可成为栓子。

(2)非心源性。主动脉弓及其发出的大血管动脉粥样硬化斑块与附着物及肺静脉血栓脱落,也是脑栓塞的重要原因。其他如感染性脓栓;骨折的脂肪栓;寄生虫卵栓;癌性栓子;胸腔手术、人工气胸、气腹以及潜水减压时的气体栓子;异物栓子等均可引起脑栓塞。

(3)来源不明性。少数栓子来源不明。

2.临床表现

脑栓塞可见于任何年龄,中青年为多,大多起病急骤,在数秒钟或很短的时间内症状发展至高峰。多属完全性卒中,个别患者可在数天内呈阶梯式进行性恶化,为反复栓塞所致。与脑血栓相比,脑栓塞更容易导致多发性梗死,而且容易复发。

3.实验室及其他检查

CT 检查可显示缺血性梗死,合并出血性梗死高度支持脑栓塞。心电图检查也应作为常规检查,可及早发现并发的心肌梗死。超声心动检查可明确是否心源性栓子。

4.诊断要点

突发偏瘫,一过性意识障碍可伴有抽搐或有其他部位栓塞,有心脏病史者,诊断不难。若无心脏病史、临床表现像脑栓塞者,应注意查找非心源性栓子的来源,以明确诊断。中老年人应与脑出血等相鉴别。

5.治疗要点

(1)脑部病变所致脑栓塞的治疗与脑血栓形成相同。严重病变应积极脱水、降颅压处理,必要时可行开颅去骨片减压术。

(2)原发病的治疗主要是消除栓子的来源,防止脑栓塞复发,如心脏病的手术治疗,细菌性心内膜炎的抗生素治疗;脂肪栓可用扩容剂、血管扩张剂、5%碳酸氢钠注射液;气栓应采取头低脚高、左侧卧位;感染性栓子栓塞需选用有效足量的抗感染药物治疗。

(3)房颤等有再栓风险,可使用抗凝治疗,能预防新的血栓形成,或防止栓塞部位的继发性血栓扩散,促使血栓溶解,故近年来有人主张尽早使用抗凝治疗以防止脑栓塞复发。但由于心源性脑栓塞的出血性梗死区极易出血,故抗凝治疗必须慎用。

6.预后

预后与被栓塞血管的大小、栓子的数量有关。急性期病死率为 5%~15%,约 2/3 的患者留有偏瘫、失语、癫痫发作等不同程度的神经功能缺损。

四、脑出血患者的护理

脑出血(intracerebral hemorrhage,ICH)系指原发性非外伤性脑实质内出血,占急性脑血管病的 20%~30%。每年发病率为(60~80)/10 万,急性期病死率为 30%~40%。

(一)病因与发病机制

1.病因

高血压并发小动脉硬化为脑出血最常见的病因,颅内动脉瘤或者脑动静脉畸形占 30%,其他包括脑动脉炎、血液病(白血病、再生障碍性贫血、血小板减少性紫癜、血友病等)、抗凝及溶栓治疗、淀粉样血管病等。

2.发病机制

颅内动脉中层肌细胞和外层结缔组织少。在原有高血压和脑血管病变的基础上,血管壁病变在血流冲击下会导致脑小动脉形成微动脉瘤,用力和情绪改变等外加因素使血压进一步骤升易导致破裂出血。高血压性脑出血的发病部位以基底节区最多见,主要因为供应此区的豆纹动脉从大脑中动脉呈直角发出,在原有病变的基础上,受到压力较高的血流冲击后容易导致血管破裂。

(二)临床表现

脑出血常发生于 50~70 岁,男性略多,冬春季易发,多数伴有高血压病史。多在情绪紧张、兴奋、排便、用力时发病。往往在数分钟至数小时内病情发展至高峰。血压常明显升高,并出现头痛呕吐、偏瘫、失语、意识障碍、大小便失禁等。呼吸深沉带有鼾声,重则呈潮式呼吸或不规则呼吸。由于出血部位和出血量不同,局限性定位表现也不同。

1.基底节区出血

壳核出血最常见,约占脑出血的 60%。壳核出血最常累及内囊而出现偏瘫、偏身感觉障碍及偏盲,优势半球出血可有失语。出血量小(<30mL)时,临床症状轻,预后较好;出血量较大(>30mL)时,临床症状重,可出现意识障碍和占位效应,也可引起脑疝,破坏丘脑下部及脑干,出现相应症状,甚至死亡。丘脑出血占脑出血的 20%。患者常出现丘脑性感觉障碍,丘脑性失语,丘脑性痴呆和眼球运动障碍。

2.脑干出血

脑汁出血约占 10%,绝大多数为脑桥出血。常表现为突然发病,剧烈头痛、眩晕、复视、呕吐,一侧面部麻木。出血先从一侧开始,表现为交叉性瘫痪,头和眼转向非出血侧,呈"凝视瘫肢"状。出血量大于 5mL 时,常出现中枢性高热,呼吸不规则,病情常迅速恶化,多数在 24～48h 内死亡。

3.小脑出血

小脑出血约占脑出血的 10%,多见于一侧半球。眩晕、呕吐、病侧肢体共济失调较明显,可有脑神经麻痹、眼球震颤、两眼向病变对侧同向凝视,可无肢体瘫痪。临床表现不具备明确特征,诊断存在一定困难。凡高血压患者突起一侧后枕部剧痛,呕吐,严重眩晕,凝视麻痹,意识障碍逐渐加重,无明显瘫痪者须考虑小脑出血的可能,头部 CT 检查可明确诊断。

4.脑叶出血

脑叶出血占脑出血的 5%～10%。脑叶出血又称皮质下白质出血,CT 扫描应用于临床后发现脑叶出血并不少见,年轻人多由血管畸形(包括隐匿性血管畸形)、淀粉样血管病等引起,老年人常见于高血压动脉硬化。出血部位以顶叶多见,以后依次为题、枕、额叶。

5.脑室出血

脑室出血占脑出血的 3%～5%。有原发和继发之分。常突然头痛呕吐,立即昏迷或昏迷加深;双侧瞳孔缩小,四肢肌张力增高,病理反射阳性,早期出现去大脑强直,脑膜刺激征阳性;常出现丘脑下部受损的症状及体征,如上消化道出血、中枢性高热、大汗、应激性溃疡、急性肺水肿、血糖增高、尿崩症等。

(三)实验室及其他检查

(1)影像学检查。CT 是脑出血的首选检查、头部 CT、MRI 检查可早期发现脑出血的部位、范围和出血量,对多灶性脑出血以及脑出血合并脑梗死诊断明确,可鉴别脑梗死和脑肿瘤,并可检出同时存在的脑水肿和脑移位。病灶多呈圆形或卵圆形高密度区,边界清楚。

(2)DSA 检查对于中青年非高血压性脑出血或 CT、MRI 检查怀疑有血管异常时可进行DSA 检查,可清晰显示异常血管、造影剂外漏的破裂血管和部位。

(3)腰椎穿刺检查。一般不宜行腰穿检查,以免诱发脑疝,如需排除颅内感染,可谨慎进行。

(四)诊断要点

50 岁以上有高血压病史者,在情绪激动或体力活动时突然发病,迅速出现不同程度的意识障碍及颅内压增高症状,伴偏瘫、失语等体征,应考虑本病。CT 等检查可明确诊断。

(五)治疗要点

1.一般治疗

卧床休息 2～4 周,保持呼吸道通畅,吸氧,鼻饲,预防感染等,要注意患者生命体征尤其是瞳孔和意识的变化。保持呼吸道通畅,必要时行气管切开术。

2.调整血压

急性期一般不应用降压药降血压。当收缩压超过 200mmHg 或舒张压超过 110mmHg 时,可适当给予作用温和的降压药物。急性期后血压仍持续过高时可系统地应用降压药。

3.降低颅内压

控制脑水肿,降低颅内压,防止脑疝是脑出血急性期处理的重要环节。脑水肿约在 48h 达峰。可选用 20％甘露醇 125～250mL,快速静脉滴注,6～8h 一次;病情比较平稳时可用甘油果糖 250mL 静脉滴注,1～2 次/d,3～6h 滴完。

4.止血治疗

常用药物有 6-氨基己酸、氨甲环酸、酚磺乙胺等。应激性溃疡导致消化道出血时,可选用质子泵抑制剂如泮托拉唑、奥美拉唑等。

5.外科治疗

大脑半球出血量在 30mL 以上和小脑出血量在 10mL 以上可考虑手术治疗。

6.早期康复治疗

脑出血病情稳定后宜尽早进行康复治疗,提高患者生活质量。

(六)常见护理诊断/问题

(1)急性意识障碍。急性意识障碍与脑出血、脑水肿所致大脑功能受损有关。

(2)潜在并发症。常见的并发症有脑疝、上消化道出血。

(3)生活自理缺陷。生活自理缺陷与脑出血所致偏瘫、共济失调或绝对卧床有关。

(4)有失用综合征的危险。有失用综合征的危险与脑出血所致意识障碍、运动障碍或长期卧床有关。

(七)护理措施

1.休息与活动

急性期绝对卧床休息 2～4 周,抬高床头 15°～30°角以减轻脑水肿;谵妄、躁动患者加床栏,必要时给予约束带;保持环境安静、安全,严格限制探视,避免各种刺激,各项护理操作应集中进行。每 2d 应协助变换体位一次,保持床单整洁、干燥,有条件应使用气垫床或自动减压床,以预防压疮。发病后 24～48h 应尽量减少头部的摆动幅度,以防加重出血。保持肢体功能位,指导和协助肢体被动运动,预防关节僵硬和肢体挛缩畸形。

2.饮食护理

给予高蛋白、高维生素的清淡饮食;昏迷或有吞咽障碍者,发病第 2～3 日应遵医嘱胃管鼻饲,并做好口腔护理。

3.病情观察

严密观察病情变化,定时测量生命体征、意识、瞳孔并详细记录;胃管鼻饲的患者,注意回抽胃液,并观察胃液的颜色是否为咖啡色或血色。若发生应激性溃疡,需暂禁食。还要注意观察患者有无呃逆、上腹部饱胀不适等症状。留置尿管的患者,注意有无尿路感染。

4.用药护理

使用脱水降颅压药物时注意监测尿量与水电解质的变化,防止低钾血症和肾功能受损。

5.心理护理

脑出血患者一般症状较重,要做好患者及家属的心理疏导。急性期过后要鼓励及早开始功能锻炼,以提高生活质量。

(八)健康指导

(1)同本节"脑血栓形成患者的护理"。

(2)避免诱因。脑出血多因用力和情绪改变等外加因素使血压骤然升高所致,应指导患者尽量避免使血压骤然升高的各种因素。如保持情绪稳定和心态平衡,避免过分情绪激动。养成定时排便的习惯,保持大便通畅,避免用力排便,戒烟酒。

(3)控制高血压。遵医嘱正确服用降压药,维持血压稳定,减少血压波动对血管的损害。

(九)预后

脑出血的病死率约40%,预后取决于出血部位、出血量以及是否发生并发症。

五、蛛网膜下隙出血患者的护理

蛛网膜下隙出血(subarachnoid hemorrhage,SAH)是指脑表面或脑底部血管破裂,血液流入蛛网膜下隙引起的一组临床综合征,又称为原发性蛛网膜下隙出血。脑实质出血,血液穿破脑组织流入蛛网膜下隙者,称为继发性蛛网膜下隙出血。SAH占整个脑卒中的5%～10%。

(一)病因与发病机制

SAH最常见的病因为先天性动脉瘤(50%～80%)破裂,其次是动静脉畸形(arteriovenous malformation,AVM)和动脉粥样硬化,约为10%,还可见于血液病、各种感染所致的脑动脉炎、垂体卒中、肿瘤破坏血管、抗凝治疗的并发症等,另有10%的患者病因不明。

由于SAH的病因不同,其发病机制也不一样。一般来说,脑动脉瘤好发于动脉分叉处,约80%的患者动脉内弹力层和肌层先天性缺陷,血管在血液涡流的冲击下渐向外突出而形成动脉瘤;脑血管畸形的血管壁常为先天性发育不全、变性、厚薄不一;激动和不明显诱因可引发破裂。

(二)临床表现

临床差异大,有的人尤其是老年人可能没什么症状,重者也可能突然昏迷甚至死亡。大部分患者明显的症状是头痛,多伴恶心呕吐。发病数小时后体查可发现脑膜刺激征阳性。20%患者眼底检查可见玻璃体下片状出血。

再出血是SAH最主要的急性并发症,约20%的动脉瘤患者会出现再出血,发生剧烈头痛、呕吐、昏迷甚至去脑强直发作。

（三）实验室及其他检查

1.CT 检查

CT 检查是诊断 SAH 的首选方法，CT 显示大脑外侧裂池、前纵裂池、鞍上池、脑桥小脑脚池、环池和后纵裂池内高密度影可以确诊 SAH。

2.脑脊液检查

蛛网膜下隙出血最具诊断价值和特征性的检查是腰椎穿刺脑脊液化验，其压力增高（＞200mmH$_2$O），肉眼观察为均匀一致血性脑脊液。

3.脑血管影像学检查

确定 SAH 的病因，应进行全脑脑血管造影（DSA）。宜在发病 3 日内或 3 周后进行。

4.TCD 检查

TCD 检查可监测 SAH 后脑血管有无痉挛。

（四）诊断要点

患者突然出现剧烈头痛、呕吐、脑膜刺激征阳性，CT 检查显示蛛网膜下隙内高密度影，脑脊液检查为均匀一致血性，可确诊。行 DSA 检查可明确病因（先天性动脉瘤或 AVM）。

（五）治疗要点

蛛网膜下隙出血的治疗原则是防止再出血，防治血管痉挛，降低病死率。

1.一般治疗

维持生命体征稳定、降低颅内压，纠正水、电解质平衡紊乱，预防感染等。

2.防止再出血

（1）安静休息。强调绝对卧床休息 4～6 周，一切可使患者的血压和颅内压增高的因素均应尽量避免。对头痛和躁动不安者应用足量有效的止痛、镇静药，以保持患者安静休息。

（2）抗纤溶药物。为制止继续出血和预防再出血，主张在急性期使用大剂量止血剂。6－氨基己酸（EACA）能抑制纤维蛋白溶酶原的形成。对因纤维蛋白溶解活性增加所致出血有良好的效果。第 1 天先用 4～6g 溶于 0.9％生理盐水 100mL 静脉滴注，15～30min 内滴完，此后持续静脉滴注 1g/h，维持 12～24h。以后 24g/d，持续 7～10d，逐渐减量至 8g/d，共用 2～3 周。

3.防治脑血管痉挛

脑血管痉挛是导致病情加重的另一主因。重在预防，解除蛛网膜下隙出血引起的血管痉挛。常用药物有尼莫地平 40～60mg，4～6 次/d，持续 3 周。

4.放脑脊液疗法

对不能耐受手术者，可腰椎穿刺放出少量脑脊液（10～20mL），每周 2 次，对缓解头痛、减少出血引起的脑膜刺激症状有一定效果。

5.手术治疗

对于颅内血管畸形，可采用手术切除、血管内介入治疗以及 γ 刀治疗；颅内动脉瘤可行手术切除或血管内介入治疗。

（六）常见护理诊断/问题

（1）疼痛：头痛。头痛与脑水肿、颅内高压、血液刺激脑膜或继发性脑血管痉挛有关。

（2）潜在并发症。常见的并发症有再出血。

(3)生活自理缺陷。生活自理缺陷与长期卧床有关。

(4)恐惧。恐惧与担心再出血、害怕 DSA 检查、开颅手术以及担心疾病预后有关。

(七)护理措施

1.休息与活动

蛛网膜下隙出血的患者应绝对卧床休息 4～6 周,控制探视,避免不良的声、光刺激,治疗护理活动应集中进行,避免频繁接触和打扰患者休息。若经治疗护理 1 个月左右,患者症状好转,经头部 CT 检查证实血液基本吸收或经 DSA 检查没有发现颅内血管病变者,可遵医嘱逐渐抬高床头、床上坐位、下床站立和适当活动。

2.饮食护理

给予高蛋白、高维生素的清淡饮食;昏迷或有吞咽障碍者,发病第 2～3 天应遵医嘱胃管鼻饲并做好口腔护理。

3.病情观察

蛛网膜下隙出血再发率较高,以 10～14d 为高峰。再出血的临床特点:首次出血后病情稳定好转的情况下,突然再次出现剧烈头痛、恶心呕吐、意识障碍加重、原有局灶症状和体征重新出现等。应密切观察病情变化,发现异常及时报告医生处理。

4.用药护理

使用甘露醇等脱水剂治疗时应快速静脉滴注,必要时记录 24h 尿量;使用尼莫地平等缓解脑血管痉挛的药物时可能出现皮肤发红、多汗、心动过缓或过速、胃肠不适等反应,应适当控制输液速度,密切观察有无不良反应发生。

5.心理护理

患者常诉头痛难忍,会不自觉晃动头部。要告诉患者头痛是因为出血、脑水肿致颅内压增高,血液刺激脑膜或脑血管痉挛所致,随着出血停止、血肿吸收、头痛会逐渐缓解;告诉患者不要晃动头部防止再出血。指导患者消除紧张、恐惧、焦虑心理,增强战胜疾病的信心,配合治疗和检查。

(八)健康指导

1.检查指导

SAH 患者一般在首次出血 3 周后进行 DSA 检查,应告知脑血管造影的相关知识,指导患者积极配合,以明确病因,尽早手术,解除隐患或危险。

2.照顾者指导

家属应关心、体贴患者,为其创造良好的休养环境,督促尽早检查和手术,发现再出血征象及时就诊。

(九)预后

本病预后取决于病因、病情、出血情况及神经系统的体征。动脉瘤破裂出血者病死率较高,约 12% 的患者在到达医院前死亡,20% 的死于入院后。未经外科治疗约 20% 的死于再出血,且死亡多在再出血后最初几天。90% 的颅内血管畸形所致者可恢复,再出血风险较小。

第四节　帕金森病的护理

帕金森病(Parkinson disease,PD)又称震颤麻痹(paralysis agitans),是中老年常见的神经系统变性疾病,临床上以静止性震颤、运动减少及迟缓、肌强直和姿势步态异常为特征。我国65岁以上人群患病率1000/10万。

一、病因与发病机制

本病的病因未明,发病机制复杂。目前认为,PD为多因素共同参与所致,可能与以下因素有关:

(一)神经系统老化

帕金森病主要发病于老年人,无论在活体还是在尸检中均证实了多巴胺在纹状体的含量下降病理显示黑质多巴胺能神经元及其他含色素的神经元大量变性丢失。实际上,只有当黑质细胞减少至15%~50%,纹状体多巴胺递质减少80%以上,临床上才会出现PD症状。

(二)环境因素

流行病学调查显示,长期接触杀虫剂、除草剂或某些工业化学品等可能是PD发病的危险因素。20世纪80年代初,美国加州一些吸毒者因误用一种吡啶类衍生物1-甲基-4-苯基-1,2,3,6—四氢吡啶(MPTP),发生类似人类PD的临床病征。故环境中与MPTP分子结构类似的工业和农业毒素可能是本病的病因之一。

(三)遗传因素

有报道10%左右的PD患者有家族史,包括常染色体显性遗传或常染色体隐性遗传。

二、临床表现

本病常在60岁以后发病,30岁以下少见。男性稍多、起病缓慢,进行性发展。

(一)静止性震颤

静止性震颤常为首发症状,多从一侧上肢开始,呈现有规律的拇指对掌和手指屈曲的不自主震颤,类似"搓丸"样动作,频率4~6Hz。具有静止时明显震颤,动作时减轻,紧张时加剧,入睡后消失等特征,故称为"静止性震颤"。随病程进展,震颤可逐步涉及下颌、唇、面和四肢。少数患者无震颤。

(二)肌强直

肌强直多从一侧的上肢或下肢近端开始,逐渐蔓延至远端、对侧和全身的肌肉。本病患者的肌强直表现为屈肌和伸肌肌张力均增高,被动运动关节时始终保持阻力增高,类似弯曲软铅管的感觉,故称"铅管样强直"。多数患者因伴有震颤,检查时可感到均匀的阻力中出现断续停顿,如同转动齿轮感,称为"齿轮样肌强直",这是由于肌强直与静止性震颤叠加所致。

(三)运动迟缓

患者随意动作减少、动作减慢、笨拙。早期表现为精细运动缓慢,如系鞋带等,后逐渐发展为全面性随意运动减少、缓慢。面肌强直使面部表情呆板,双眼凝视和瞬目动作减少,笑容出现和消失减慢,造成"面具脸"。有书写时字越写越小的倾向,称为"写字过小征"。

(四)姿势步态异常

由于平衡功能的减退、姿势反射消失,早期走路拖步,迈步时身体前倾,行走时步距缩短,颈肌、躯干肌强直而使患者站立时呈特殊屈曲体姿,行走时上肢协同摆动的联合动作减少或消失;晚期由坐位、卧位起立困难,呈"慌张步态"。

(五)自主神经症状

常见的自主神经症状有便秘、出汗异常、脂溢性皮炎等。

三、实验室及其他检查

PET 显像可显示多巴胺递质合成减少。基因检测技术可能在少数家族性 PD 患者中发现基因突变。

四、诊断要点

中老年发病,静止性震颤、肌强直或姿势步态异常等典型神经症状和体征,结合左旋多巴治疗敏感即可诊断。

五、治疗要点

(一)药物治疗

早期若对患者心理生理影响较小,可暂缓药物治疗,当疾病影响患者日常生活和工作能力时,适当的药物治疗可不同程度地减轻症状,并可因减少并发症而延长生命。

1.抗胆碱能药物

抗胆碱能药物可协助维持纹状体的递质平衡,常用药物有苯海索(安坦),2mg 口服,3 次/d;丙环啶、东莨菪碱等。

2.金刚烷胺

金刚烷胺能促进神经末梢释放多巴胺,并阻止其再吸收。可与左旋多巴等药合用,100mg 口服,2 次/d。

3.左旋多巴及复方左旋多巴

由于多巴胺不能透过血脑屏障进入脑内,对脑部多巴胺缺乏的替代疗法需应用其前体左旋多巴。复方多巴制剂可增强左旋多巴的疗效和减少其外周不良反应,现在临床最常用的为多巴丝肼,多巴丝肼口服治疗自 62.5mg 开始,2~3 次/d,视症状控制情况,缓慢增加其剂量和服药次数,最大剂量不应超过 250mg,3~4 次/d。

4.多巴胺受体激动剂

多巴胺受体激动剂能直接激动纹状体,产生和多巴胺相同作用的药物。如溴隐亭,自0.625mg/d开始,缓慢增加,最大量不超过 20mg/d。

(二)外科治疗

药物治疗会随时间变长而疗效减退,若疗效减退同时出现异动症,考虑手术治疗。但手术只改善症状,术后仍需辅助药物。主要有神经核毁损术和脑深部电刺激术(DBS),DBS 的安全性、可控性较高,一般作为首选。但非原发性帕金森病是手术禁忌证。

(三)中医及康复治疗

如进行肢体运动、语言、进食等生活训练和指导,结合针灸,中药,可改善患者生活质量。

六、常见护理诊断/问题

（1）躯体活动障碍。躯体活动障碍与黑质病变、锥体外系功能障碍所致震颤、肌张力异常、随意运动异常有关。

（2）长期自尊低下。长期自尊低下与震颤、流涎、面肌强直等身体形象改变和言语障碍、生活依赖他人有关。

（3）知识缺乏。患者及家属缺乏本病相关知识与药物治疗知识。

（4）营养失调：低于机体需要量。营养低于机体需要量与吞咽困难、饮食减少和肌强直、震颤所致机体消耗量增加等有关。

（5）语言沟通障碍。语言沟通障碍与咽喉部、面部肌肉强直，运动减少、减慢有关。

（6）无能性家庭应对。无能性家庭应对与疾病进行性加重，患者长期需要照顾、经济或人力困难有关。

（7）潜在并发症。常见的并发症有外伤、压疮、感染。

七、护理措施

（一）休息与活动

起病初期指导患者维持和增加业余爱好，鼓励患者参加有益的社交活动，坚持适当运动锻炼，如养花、下棋、散步、太极拳、体操等，注意保持身体和各关节的活动强度与最大活动范围。对于已出现某些功能障碍或起坐已感到困难的动作要有计划有目的地锻炼，家人不要一手包办，但也要警惕患者受伤。

（二）饮食护理

给予高热量、高维生素、高纤维素、低盐、低脂、适量优质蛋白的易消化饮食，并根据病情变化及时调整和补充各种营养素，戒烟、酒。鼓励患者多食新鲜蔬菜、水果，及时补充水分，以保持大便通畅，减轻腹胀和便秘；由于高蛋白饮食会降低左旋多巴类药物的疗效，故不宜盲目给予过多的蛋白质；槟榔为拟胆碱能食物，可降低抗胆碱能药物的疗效，也应避免食用。进食或饮水时保持坐位或半卧位，注意力集中，并给予患者充足的时间和安静的进食环境，不催促、打扰患者进食；对于流涎过多的患者可使用吸管吸食流质食物；对于咀嚼能力和消化功能减退的患者应给予易消化、易咀嚼的细软、无刺激性的软食或半流食，少量多餐，指导患者分次吞咽食物；对于进食困难、饮水反呛的患者要及时给予鼻饲，并做好相应护理。防止经口进食引起误吸、窒息或吸入性肺炎。

（三）病情观察

评估患者饮食和营养状况，注意每天的进食量和食品的组成；了解患者的精神状态与体重变化，评估患者的皮肤、尿量及实验室指标变化情况。注意患者的症状改变，有无疗效的减退或者异动症的发生。

（四）用药护理

告知患者本病需要长期或终身服药治疗，服药过程中可能会出现症状加重或疗效减退，让患者了解用药过程可能出现的"开－关现象""剂末恶化"及应对方法。"开－关现象"指每天多次突然波动于严重与缓解两种状态之间，多见于病情严重者，一般与服药时间和剂量无关，可尝试加用多巴胺受体激动剂;"剂末恶化"又称疗效减退,指药物的作用时间逐渐缩短,表现为症状有规律性的波动,与有效血药浓度有关,故应增加每天总剂量或增加服药次数。

服用多巴胺能制剂治疗时,应从小剂量开始,逐步缓慢加量直至有效维持;服药期间尽量避免使用氯氮、利血平、氯丙嗪、奋乃静等药物,以免降低药物疗效或导致直立性低血压;长期服药疗效减退时,应积极寻找和去除任何使病情加重的原因;出现症状波动和运动障碍时,应观察和记录如"开—关现象"等发生的次数与持续时间,为调整药物提供依据。

(五)心理护理

帕金森病无法根治,且需长期服药,故患者和家属的心理疏导也十分重要。静止性震颤往往越紧张越严重,所以要帮助患者疏导心情,同时增加业余活动,转移注意力。鼓励患者进行力所能及的活动。同时要做好用药知识宣教,防止因药效减退增加患者的紧张感。

八、健康指导

PD为慢性进行性加重的疾病,后期常死于压疮、感染、外伤等并发症,应帮助患者及其家属掌握疾病相关知识和自我护理方法,帮助其分析和消除不利于个人及家庭应对的各种因素,制订切实可行的护理计划并督促落实。

(一)皮肤护理

患者自主神经症状紊乱,出汗异常,易造成皮肤刺激和不舒适感,皮肤抵抗力降低,还可导致皮肤破损和继发皮肤感染,应勤洗勤换,保持皮肤卫生;中、晚期患者因运动障碍,卧床时间增多,应勤翻身勤擦洗,防止局部皮肤受压和改善全身血液循环,预防压疮。

(二)康复训练

鼓励患者维持和培养兴趣爱好,坚持适当的运动和体育锻炼,做力所能及的家务劳动等,可以延缓身体功能障碍的发生和发展,从而延长寿命,提高生活质量。加强日常生活动作训练,进食、洗漱、穿脱衣服等应尽量自理;卧床患者协助被动活动关节和按摩肢体,预防关节僵硬和肢体挛缩。

(三)安全护理

指导患者避免登高、驾车、使用煤气烹饪等可能发生危险的活动。避免进食带骨刺的食物和使用易碎的器皿。外出时需人陪伴,尤其是精神智能障碍者其衣服口袋内要放有患者姓名、住址和联系电话的"安全卡片",或佩带手腕识别牌,以防走失。

(四)照顾者指导

本病无法根治,病程长达数年或数十年,且症状会越来越重,家庭成员往往感到无望,身心疲惫。

医护人员应关心患者家属,协助他们解决困难、走出困境,以便给患者更好的家庭支持。照顾者应关心体贴患者,协助进食、服药和日常生活的照顾;督促患者遵医嘱正确服药,防止错服、漏服;细心观察,积极预防并发症和及时识别病情变化。

(五)就诊指导

定期门诊复查,动态了解血压和肝肾功能、血常规等指标,同时对患者状况做出评估,调整用药剂量。当患者出现发热、外伤、骨折或运动障碍、精神智能障碍加重时及时就诊。

九、预后

PD 为慢性进展性疾病，目前尚无根治方法。多数患者发病早期尚能继续工作，但逐渐会丧失工作能力。晚期常因严重肌强直、全身僵硬而卧床不起，外伤、肺炎等并发症为常见死因。

第二章　呼吸系统疾病的护理

第一节　急性上呼吸道感染和急性气管-支气管炎的护理

一、急性上呼吸道感染患者的护理

急性上呼吸道感染是鼻腔、咽或喉部急性炎症的总称。常见病原体为病毒,少数为细菌。本病传染性较强,多数预后良好,少数可引起严重并发症。本病全年均可发生,冬春季多发,可发病于任何年龄。其通过含有病毒的飞沫或被污染的手、用具传播,多为散发,偶尔也可引起局部小规模的流行。

(一)病因与发病机制

急性上呼吸道感染由病毒感染引起的占70%~80%,主要包括鼻病毒,流感病毒,副流感病毒,呼吸道合胞病毒,腺病毒,埃可病毒,柯萨奇病毒等。细菌感染占20%~30%,可直接发生或继发于病毒感染,病原菌以溶血性链球菌最多见,其次是流感嗜血杆菌、肺炎链球菌和葡萄球菌等,偶见革兰阴性杆菌。接触病原体后是否发病,取决于传播途径和人群易感性,当机体或呼吸道局部防御功能降低(如受凉、淋雨、过度疲劳等)时,原已存在于上呼吸道或从外界侵入的病毒或细菌可迅速繁殖而引起本病。

(二)临床表现

1.普通感冒

普通感冒以鼻咽部卡他症状为主要临床表现。成人多为鼻病毒感染,好发于冬春季节。本病急性起病初期表现为咳嗽、咽干、咽痒或烧灼感,可有鼻后滴漏感,继而出现鼻塞、打喷嚏、流鼻涕,2~3d后清水样鼻涕变稠,可伴咽痛、呼吸不畅、流泪、头痛等,可有鼻腔黏膜充血,水肿、分泌物增多和咽部轻度充血等体征。轻者无发热及全身症状,严重者有发热,畏寒和头痛等。若无并发症7d后可痊愈。

2.以咽喉炎为主要表现的上呼吸道感染

(1)急性病毒性咽炎。急性病毒性咽炎常由鼻病毒、腺病毒、副流感病毒和呼吸道合胞病毒等感染所致。临床表现为咽部发痒和烧灼感,咽痛不明显;眼结膜炎往往由腺病毒感染所致。体检可见咽部充血、水肿,颌下淋巴结肿大,可有触痛。

(2)急性病毒性喉炎。急性病毒性喉炎常由鼻病毒、流感病毒、副流感病毒和腺病毒等感染所致。临床表现为发热,声音嘶哑、说话困难、咳嗽伴咽喉疼痛。体检可见喉部水肿、充血,局部淋巴结轻度肿大伴触痛,有时可闻及喉部喘鸣音。

（3）急性疱疹性咽峡炎。急性疱疹性咽峡炎主要由柯萨奇病毒 A 感染所致,好发于夏季,儿童多见。临床表现为明显咽痛、发热,病程约为 1 周。体检时可见咽部充血,软腭、咽及扁桃体表面有灰白色疱疹及浅溃疡,周围有红晕。

（4）急性咽结膜炎。急性咽结膜炎常由腺病毒和柯萨奇病毒引起,好发于夏季,由游泳传播,儿童多见,病程 4～6d。临床表现有发热、咽痛、畏光、流泪等。体检可见咽部及结膜明显充血。

（5）急性咽－扁桃体炎。急性咽－扁桃体炎主要由溶血性链球菌引起,其次由流感嗜血杆菌,肺炎球菌、葡萄球菌等引起。本病起病急,有明显咽痛、畏寒、发热,体温可在 39℃ 以上。体检可见咽部充血,扁桃体肥大、充血,表面有脓性分泌物,颌下淋巴结肿大伴咽痛。

3.并发症

急性上呼吸道感染的部分患者可并发急性鼻窦炎、中耳炎、气管－支气管炎。部分咽炎患者可继发风湿热、肾小球肾炎,少数患者可并发病毒性心肌炎,应予以警惕。

（三）实验室及其他检查

1.血常规

血常规检查往往能大致提示患者感染的病原体:白细胞计数正常或偏低,淋巴细胞比例升高提示病毒感染的可能性大;白细胞计数和中性粒细胞增多,并有核左移提示细菌感染。

2.病原学检查

应用咽拭子进行微生物检测;细菌培养可判断细菌类型和敏感药物;病毒抗原的血清学检查可判断病毒类型。

3.胸部 X 线检查

胸部 X 线检查多数无异常,主要用于与支气管炎、肺炎相鉴别。

（四）诊断要点

根据鼻咽部的症状和体征,结合血常规、胸部 X 线检查可做出诊断。必要时可进行病毒分离、血清学检查和细菌培养等明确病原体。

（五）治疗要点

1.病因治疗

单纯的病毒感染不必应用抗生素,若合并细菌感染,可经验用药。常选用青霉素类,头孢菌素类,大环内酯类等抗菌药物口服,极少等到病原菌和药敏试验出结果后再选用抗菌药物。有免疫缺陷的病毒感染者,应早期应用抗病毒药物。利巴韦林对流感病毒,呼吸道合胞病毒等均有较强的抑制作用;奥司他韦多用于流行性感冒,其疗效已得到肯定。

2.对症治疗

头痛、发热、全身肌肉酸痛者可给予解热镇痛药;鼻塞可用 1‰ 麻黄碱滴鼻;频繁打喷嚏、流涕可用抗过敏药;咽痛、声嘶可进行雾化吸入治疗等。

3.中医治疗

可选用具有清热解毒和抗病毒作用的中药,如正柴胡饮、小柴胡冲剂、板蓝根和抗病毒口服液等。

(六)常见护理诊断/问题

1.舒适度的改变

舒适度的改变与病毒、细菌感染所致的咽痛、鼻塞等有关。

2.体温过高

体温过高与病毒、细菌感染有关。

(七)护理措施

1.休息与活动

症状较轻者应适当休息,勿过度疲劳,病情较重或年老体弱者应以卧床休息为主,便于恢复体力。

2.饮食护理

给予患者清淡、富含维生素、足够热量、易消化的食物。同时鼓励发热患者增加饮水量,补充体内缺失的水分,避免脱水。

3.病情观察

密切观察患者的生命体征及主要症状变化,注意患者体温热型的变化、发热的高峰及间隔;观察患者咽痛、咳嗽、咳痰等是否改善。观察患者的治疗效果、饮食状况及有无脱水等。发现异常,尽快通知医生并协助处理。

4.用药护理

遵医嘱用药并观察药物不良反应。氯苯那敏(扑尔敏)或苯海拉明等抗过敏药物常见头晕、嗜睡等不良反应,宜指导患者在临睡前服用,并告知驾驶员或高空作业者避免使用。

5.高热护理

若患者无心脏病史,应嘱其多饮水,同时可采用温水擦浴、冰袋、冰帽等物理降温措施,降温应缓慢,防止患者虚脱。当患者大量出汗时,应及时协助擦拭和更换衣服,避免着凉。必要时遵医嘱使用退热药。患者饮水不足时,可遵医嘱静脉补液,及时补充因发热而丢失的水分和盐,促进毒素排泄和热量散发。心脏病或老年患者应注意补液速度,避免补液过快导致的急性肺水肿。

6.心理护理

青壮年患者常因急性上呼吸道感染带来的不舒适而产生急躁的情绪,年老体弱合并基础肺部疾病的患者多担心病情的进一步发展而产生焦虑、紧张的情绪,护理人员应多安慰患者,给患者讲解疾病的相关知识,帮助患者树立信心,打消患者的顾虑。

(八)健康指导

1.预防疾病

指导患者生活规律、劳逸结合,增强体质,提高抗寒能力和机体的抵抗力。保持室内温、湿度适宜,定时通风。避免受凉,过度疲劳等感染的诱发因素。在疾病高发季节尽量少去人群密集的公共场所。年老体弱的患者可在秋冬交替季节注射流感疫苗。

2.疾病知识指导

指导患者注意预防交叉感染,如咳嗽或打喷嚏时应避免朝向他人,应用纸巾捂住口鼻。患病期间注意休息,多饮水,并遵医嘱用药。出现下列情况应及时就诊:经药物治疗症状不缓解;出现耳鸣、耳痛、外耳道流脓等中耳炎症状;恢复期出现胸闷、心悸、眼睑水肿、腰酸或关节疼痛等。

3.随访指导

指导患者观察病情,出现病情变化及时就诊。

(九)预后

上呼吸道感染患者多数预后良好,极少数有严重并发症和年老体弱的患者预后不良。

二、急性气管-支气管炎患者的护理

急性气管-支气管炎是气管-支气管黏膜的急性炎症性疾病。该病是一种急性病症,在无慢性肺部疾病病史上发病。其临床表现为咳嗽、咳痰、气急、喘息、胸部不适甚至疼痛等。

(一)病因与发病机制

1.感染

病毒或细菌感染是本病常见的病因。感染可因病毒、细菌直接侵袭造成,也可由急性上呼吸道感染迁延导致,还可是病毒感染后继发细菌感染。常见的病毒有腺病毒,呼吸道合胞病毒,流感病毒等。细菌以肺炎球菌、流感嗜血杆菌,链球菌和葡萄球菌常见。支原体和衣原体感染近年来也有上升趋势。

2.理化因素

冷空气,粉尘、刺激性气体或烟雾可刺激气管-支气管黏膜而引起本病。

3.过敏反应

花粉、刺激性气体、真菌孢子等的吸入,异体蛋白所致的过敏等,均可引起本病。

(二)临床表现

1.症状

患者急性起病,常先有鼻塞、流涕、咽痛、声音嘶哑等急性上呼吸道感染的表现,继而出现咳嗽、咳痰,痰液由少量黏液痰逐渐转为黏液脓性痰,量多,偶有痰中带血。可有发热伴乏力等。胸骨后疼痛、胸闷、气促可在病情加重时出现。咳嗽、咳痰可延续2～3周,吸烟者则更长,少数可演变为慢性支气管炎。

2.体征

患侧肺呼吸音增粗,可闻及散在干、湿啰音,啰音部位常不固定,咳嗽后可减少或消失。支气管痉挛时可闻及哮鸣音。

(三)实验室及其他检查

1.血常规

病毒感染时,血常规白细胞计数多正常或偏低;细菌感染时,白细胞计数和中性粒细胞比例增高。

2.痰标本检查

痰涂片或培养可发现致病菌。

3.胸部 X 线检查

胸部 X 线检查可见肺纹理增粗。

(四)诊断要点

根据咳嗽,咳痰等呼吸道症状,以及体检肺部有散在干、湿啰音,胸部 X 线检查提示有肺纹理增粗可做出临床诊断。进行病原学检查可明确病因。

(五)治疗要点

1.病因治疗

及时应用药物控制感染,细菌感染可给予青霉素类、头孢菌素类,大环内酯类等药物,或依据细菌培养和药敏试验结果选用敏感抗生素。给药以口服为主,必要时可经静脉给药。

2.对症治疗

(1)止咳、祛痰。剧烈干咳者可选用甘草片等止咳药;有痰患者则不宜给予可待因等强力镇咳药;痰液不易咳出者,可用溴己新(必嗽平),复方氯化铵合剂或盐酸氨溴索,也可给予雾化吸入促进排痰,还可选用复方甘草合剂,因其兼有镇咳和祛痰作用,在临床中广泛应用。

(2)平喘。喘息时可用氨茶碱、二羟丙茶碱、多索茶碱等平喘药。

(3)退热。中等度发热及高热患者可给予退热药物,如柴胡、复方氨林巴比妥、布洛芬混悬液等。

(六)常见护理诊断/问题

1.清理呼吸道无效

清理呼吸道无效与呼吸道感染,痰液黏稠有关。

2.气体交换受损

气体交换受损与过敏、炎症引起支气管痉挛有关。

3.体温过高

体温过高与病毒、细菌感染有关。

(七)护理措施

同急性上呼吸道感染。

(八)健康指导

1.疾病预防指导

预防急性上呼吸道感染等诱发因素。增强体质,避免着凉,可选择合适的体育运动,如做健身操、打太极拳、跑步等;可进行耐寒训练,如冷水洗脸、冬泳等。必要时注射流感疫苗。

2.疾病知识指导

患病期间避免劳累,多休息;饮食宜清淡、富于营养;按医嘱用药,若 2 周后症状仍持续应及时就诊。

(九)预后

本病一般急性起病,预后良好,多数患者在 1 周内康复,有少数患者因延误治疗或治疗不当反复发作,可演变为慢性支气管炎。

第二节　支气管扩张的护理

支气管扩张是由于急、慢性呼吸道感染和支气管阻塞后，反复发生支气管炎症，致使支气管壁结构破坏，引起的支气管异常和持久性扩张。本病的临床特点为慢性咳嗽、咳大量脓痰和(或)反复咯血。多见于儿童和青年。

一、病因与发病机制

支气管-肺组织感染和支气管阻塞是支气管扩张的主要病因。两者相互影响，促使支气管扩张的发生和发展。引起感染的常见病原体为铜绿假单胞菌、流感嗜血杆菌、卡他莫拉菌、肺炎克雷白杆菌、金黄色葡萄球菌、腺病毒和流感病毒等。

先天发育障碍及遗传因素也可引起支气管扩张，但较少见，约30%的患者病因不明。根据病变累及范围可分为弥散性支气管扩张和局灶性支气管扩张。

气道的防御和损伤因素失衡也可引起支气管扩张。一方面，患者清除分泌物的能力下降，易发生感染和炎症；另方面，细菌反复感染可使气道内因充满包含炎性介质和病原菌的黏稠液体而逐渐扩大，形成瘢痕和扭曲。

二、临床表现

(一)症状

1.慢性咳嗽、咳大量脓痰

晨起由于患者的体位变化，痰液在气道内流动，刺激气道黏膜引起咳嗽和咳痰。分泌物易积聚于支气管的扩张部位，咳痰量与体位改变有关：一般每天少于10mL为轻度，10～150mL为中度，多于150mL为重度。

急性感染时，黄绿色脓痰量每天可达数百毫升，痰液静置于玻璃瓶中可分为3层：上层为泡沫，下悬脓性成分；中层为混浊黏液；下层为坏死组织沉淀物。

2.反复咯血

50%～70%的患者有不同程度的咯血，可为痰中带血或大咯血，咯血量有时与病情严重程度不一致。部分患者以反复咯血为唯一症状，临床上称为干性支气管扩张，其病变多位于引流良好的上叶支气管。

3.反复肺部感染

其特点为同一肺段反复发生感染并迁延不愈。

4.慢性感染中毒症状

患者可出现发热、乏力、食欲缺乏、消瘦、贫血等，儿童可影响生长发育。

(二)体征

早期或干性支气管扩张无异常肺部体征，病情变重或继发感染时，在下胸部、背部可闻及固定而持久的局限性粗湿啰音，有时可闻及哮鸣音，部分患者伴有杵状指(趾)。

三、实验室及其他检查

(一)血常规

细菌感染可有白细胞计数升高、中性粒细胞增多及核左移、淋巴细胞比例升高。

(二)痰标本的检查

痰培养检查可以明确致病菌,药敏试验结果可以指导临床用药。

(三)影像学检查

胸部 X 线检查纵切面可显示"双轨征",横切面显示"环形阴影",并可见气道壁增厚。胸部 CT 检查可在横断面上清楚地显示扩张的支气管。高分辨 CT 进一步提高了诊断敏感性,已成为支气管扩张的主要诊断方法。

(四)纤维支气管镜检查

纤维支气管镜检查有助于发现患者的出血部位或阻塞原因。还可局部灌洗,取灌洗液进行细菌学和细胞学检查。

四、诊断要点

根据慢性咳嗽、咳大量脓痰,反复咯血和肺部反复感染等病史,胸部 CT 扫描显示支气管扩张的影像学改变,可明确诊断。

五、治疗要点

(一)控制感染

出现急性感染征象,如痰量或脓性分泌物增加时需应用抗生素。开始时给予经验治疗,痰培养和药敏结果明确后及时调整治疗方案。存在铜绿假单胞菌感染时可口服喹诺酮类药物、静脉给予氨基糖苷类或第三代头孢菌素类药物,合并厌氧菌感染时常加用甲硝唑或替硝唑。慢性咳脓痰的患者可口服阿莫西林或氨基糖苷类药物,以及间断并规则使用单一抗生素或轮换使用不同的抗生素。

(二)清除气道分泌物

应用祛痰药物、拍背、体位引流和雾化吸入等方法可消除气道分泌物。

(三)改善气流受限

应用支气管舒张剂可改善气流受限,尤其对伴有气道高反应性及可逆性气流受限的患者疗效尤为明显。

(四)外科治疗

经积极的内科治疗后支气管扩张仍反复发作或不能缓解的反复大咯血且病变局限者,可通过外科手术治疗。

六、常见护理诊断/问题

(1)清理呼吸道无效。清理呼吸道无效与痰多黏稠和无效咳嗽有关。

(2)潜在并发症。常见的潜在并发症有大咯血、窒息。

(3)营养失调:低于机体需要量。营养低于机体需要量与慢性感染导致机体消耗量增多有关。

(4)焦虑。焦虑与疾病迁延、个体健康受到威胁有关。

(5)有感染的危险。有感染的危险与痰多、黏稠、不易排出有关。

七、护理措施

(一)休息与活动

急性感染或大咯血,病情严重者应卧床休息;病情稳定或轻症患者可在病室、病区内适当活动,勿过度疲劳。

(二)饮食护理

给予患者高热量、高蛋白质,高维生素、富含纤维素的饮食,少食多餐。咯血的患者进温凉饮食,避免饮食过热扩张血管而加重咯血。指导患者在咳痰后及进食前后充分漱口,保持口腔清洁,促进食欲。鼓励心功能良好的患者多饮水,每天 1500mL 以上,保证体内水分充足,以利于痰液稀释,便于排痰。

(三)病情观察

观察痰液的量、颜色、性质、气味和与体位的关系,静置后痰液是否有分层现象,记录 24 小时痰液排出量。观察咯血的颜色,性质及量。注意观察患者生命体征的变化,病情严重者需观察患者的缺氧情况、有无发绀等表现。体位引流及大咯血时,密切观察患者有无窒息的先兆。注意患者有无消瘦、贫血等全身症状。

(四)用药护理

遵医嘱使用抗生素、祛痰剂和支气管舒张剂,指导患者掌握药物的疗效,剂量、用法和不良反应。

(五)体位引流的护理

体位引流是利用重力作用,促使呼吸道分泌物流入支气管、气管,进而排出体外的方法。引流效果与需引流部位所处的体位有关,因而应确保需引流部位处于高位。体位引流的方法如下。

(1)引流前准备,向患者解释体位引流的目的、过程和注意事项。测量生命体征,听诊肺部,明确病变部位。引流前 15min 遵医嘱给予患者支气管舒张剂,备好排痰用纸巾或一次性容器。

(2)引流体位原则上使病灶部位处于高位,使引流支气管开口向下,有利于潴留的分泌物随重力作用流入支气管和气管排出。首先引流上叶,然后引流下叶后基底段。如果患者不能耐受,应及时调整姿势。注意头部外伤,胸部创伤、咯血,严重心血管疾病和状况不稳定者,不宜采用头低位进行体位引流。

(3)引流一般于饭前进行,晨起后立即进行效果最好。若需在餐后进行,应在餐后 1～2h 进行,以防止胃食管反流、恶心和呕吐等不良反应的发生。每天引流 1～3 次,每次 15～20min。

(4)引流时病情观察,观察患者有无出汗,脉搏细弱,头晕,疲劳,面色苍白等表现。若患者出现心率超过 120 次/min、心律失常,高血压、低血压、眩晕或发绀,应立即停止引流并通知医生。

(5)引流的配合,在体位引流过程中,可辅以胸部叩击或震荡等措施,并鼓励患者有效咳嗽。

(6)引流后护理,体位引流结束后,协助患者采取舒适体位,给予充分漱口,保持口腔清洁。观察患者咳痰的性质、量及颜色,听诊肺部呼吸音的改变,评价体位引流的效果并记录。

(六)大咯血及窒息的护理

1.休息与卧位

小量咯血患者以静卧休息为主,大量咯血患者应绝对卧床休息,尽量避免搬动患者。取患侧卧位,可减少患侧胸部的活动度,既防止病灶向健侧扩散,同时有利于健侧肺的通气功能。

2.饮食护理

大量咯血者应禁食;小量咯血者宜进少量温凉、流质、易消化饮食,因过冷、过热食物均易诱发或加重咯血。嘱患者多饮水,多食高蛋白,高维生素,富含纤维素的食物,保持大便通畅,避免排便时腹压增加引起的咯血。

3.对症护理

咯血后协助患者漱口,及时擦净血迹,保持口腔清洁,防止因口咽部异物刺激引起剧烈咳嗽而诱发再次咯血。

4.保持呼吸道通畅

痰液黏稠无力咳出者,可经口、鼻腔吸痰。重症患者在吸痰前后应适当提高吸氧浓度,以防止吸痰引起低氧血症。嘱患者将气管内痰液和积血轻轻咳出,保持气道通畅。咯血时轻轻拍击健侧背部,嘱患者不要屏气,以免诱发喉头痉挛,使血液引流不畅形成血块,导致窒息。

5.用药护理

垂体后叶素通过收缩小动脉,减少肺血流量,起到减轻咯血的作用。但其也能引起子宫及肠道平滑肌收缩和冠状动脉收缩,故冠心病、高血压患者及孕妇忌用。若静脉点滴速度过快,则可引起恶心,便意、心悸、面色苍白等不良反应。年老体弱、肺功能不全者应慎用镇静剂和镇咳药,以免呼吸中枢和咳嗽反射受到抑制,导致呼吸衰竭和血块不能咳出而发生窒息。

6.窒息的抢救

对大咯血及意识不清的患者,应在床旁备好急救物品,一旦患者出现窒息征象,应立即取俯卧位,头偏向一侧,轻拍背部,迅速排出气道和口咽部的血块,或直接刺激咽部以咳出血块;对不能自行咯血的患者,应行经口鼻腔负压吸引,以保持呼吸道通畅,吸引间歇给予高流量氧气吸入。必要时做好气管插管或气管切开的准备与配合工作,以解除呼吸道阻塞。

7.病情观察

密切观察患者咯血的颜色,性质、量及出血的速度,观察患者的生命体征及意识的变化;有无胸闷、气促、呼吸困难、发绀、面色苍白,出冷汗,烦躁不安等窒息征象;有无阻塞性肺不张、肺部感染及休克等并发症的表现。

(七)心理护理

支气管扩张是呼吸系统慢性疾病之一,患者易反复发生感染,故会出现焦虑、自卑的心理反应;伴随的咯血(尤其是大咯血)易导致患者产生恐惧的心理,应安排专人护理并安慰患者,与患者进行有效沟通及引导,使其树立信心,积极配合治疗和护理。

八、健康指导

(一)预防疾病

支气管扩张与感染密切相关,应积极防治百日咳、麻疹、支气管肺炎、肺结核等呼吸道感染,积极治疗上呼吸道慢性病灶(如扁桃体炎、鼻窦炎等),预防感冒,减少刺激性气体的吸入。

(二)疾病指导

帮助患者和家属了解疾病的发生,发展、治疗及护理过程,与患者及家属共同制订长期防治计划。指导患者加强营养、适当锻炼、提高机体抵抗力,戒烟、限酒,避免烟雾和灰尘刺激,有助于避免疾病的复发,防止病情恶化;指导患者及家属掌握有效咳嗽、胸部叩击、雾化吸入及体位引流的排痰方法,嘱其长期坚持,以控制病情的发展。

(三)随访指导

指导患者学会识别病情变化的征象,一旦发现病情加重,应及时就诊。

九、预后

患者的预后取决于支气管扩张的范围和有无并发症。支气管扩张范围局限者,经积极治疗很少影响生活质量和寿命。支气管扩张范围广泛易损害肺功能,甚至导致呼吸衰竭和死亡。大咯血也可严重影响预后。

第三节　支气管哮喘的护理

支气管哮喘简称哮喘,是由多种细胞(如嗜酸性粒细胞、肥大细胞、T 细胞、气道上皮细胞等)和细胞组分参与的气道慢性炎症性疾病。这种慢性炎症与气道高反应性相关,通常出现广泛多变的可逆性气流受限,并引起反复发作性的喘息、气急、胸闷或咳嗽等症状,多数患者可自行或经治疗后缓解。支气管哮喘若诊治不及时或治疗不规范,随病程的延长可出现气道不可逆性狭窄和气道重塑。因此,合理的防治至关重要。

哮喘是常见的慢性呼吸道疾病之一,全球约有 1.6 亿哮喘患者,我国哮喘患者超过 1500万。不同国家和地区哮喘的患病率不同,发达国家高于发展中国家,城市高于农村。一般儿童患病率高于青壮年,老年人群的患病率有增高趋势。成年男女患病率相近,约 40% 的患者有家族史。

一、病因与发病机制

(一)病因

本病的病因尚未完全明了。一般认为,哮喘受遗传因素和环境因素的双重影响。个体的过敏体质及外界环境的影响是发病的危险因素。

1.遗传因素

哮喘的发病有遗传倾向,哮喘患者亲属的患病率高于群体患病率。有研究表明,气道高反应性、IgE调节和特应性反应相关的基因在哮喘的发病中起着重要作用。

2.环境因素

环境因素主要包括哮喘的激发因素。

(1)吸入性变应原,如尘螨、花粉、真菌、动物毛屑、二氧化硫、氨气等各种特异和非特异性吸入物等。

(2)感染因素,如细菌、病毒、原虫、寄生虫等感染。

(3)食物,如鱼、虾、蟹、蛋类、牛奶等。

(4)药物,如普萘洛尔(心得安),阿司匹林等。

(5)其他,如气候改变,运动、妊娠等。

(二)发病机制

哮喘的发病机制尚未完全清楚,目前主要认为与免疫-炎症机制、神经机制和气道高反应性及其相互作用有关。

1.免疫-炎症机制

哮喘的炎症反应是由多种炎性细胞、炎症介质(前列腺素、白三烯等)和细胞因子相互作用的结果。体液免疫和细胞免疫参与发病过程。根据哮喘发生的时间,分为速发型哮喘反应(IAR),迟发型哮喘反应(LAR)和双相型哮喘反应(DAR)。IAR在吸入变应原的同时即发生反应,15~30min达高峰,2h后逐渐恢复正常。LAR在吸入变应原约6h后发作,持续时间长,症状重,常呈哮喘持续性发作表现,为气道慢性炎症反应的结果。

2.神经机制

哮喘发病与神经因素密切相关。支气管受胆碱能神经、肾上腺素能神经和非肾上腺素能非胆碱能神经系统支配,支气管哮喘与β-肾上腺素受体功能低下和迷走神经张力亢进有关。非胆碱能神经能释放舒张和收缩支气管平滑肌的神经介质,两者平衡失调,则可引起支气管平滑肌收缩。

3.气道高反应性

气道高反应性(AHR)表现为气道对各种刺激因子出现过强或过早的收缩反应,是哮喘发病的另一个重要因素。目前认为,气道炎症是导致AHR的重要机制之一,而AHR则为支气管哮喘患者的共同病理生理特征。

二、临床表现

(一)症状

哮喘主要表现为发作性呼气性呼吸困难或发作性胸闷、咳嗽,伴哮鸣音,严重者被迫采取坐位或呈端坐呼吸,甚至出现发绀。有时咳嗽可为唯一的症状,称为咳嗽变异型哮喘。有些青少年的哮喘症状表现为运动时出现胸闷、咳嗽和呼吸困难,称为运动型哮喘。哮喘症状常在夜间或凌晨发作和加重,可在数分钟内发作,持续数小时至数天,应用支气管舒张药后或自行缓解。

(二)体征

哮喘发作时胸部呈过度充气体征,双肺可闻及广泛的哮鸣音,呼气音延长。轻度哮喘或非常严重哮喘发作时,哮鸣音可不出现。严重者常出现心率增快,奇脉、胸腹反常运动和发绀。非发作期体检可无异常。

(三)并发症

哮喘发作时可并发气胸、纵隔气肿,肺不张,长期反复发作可并发慢性支气管炎、肺气肿、间质性肺炎、肺纤维化和肺源性心脏病。

三、实验室及其他检查

(一)痰液检查

痰涂片可见嗜酸性粒细胞增多。

(二)呼吸功能检查

1.通气功能检查

哮喘发作时呈阻塞性通气功能改变,呼气流速指标显著下降、第一秒用力呼气容积(FEV_1)、FEV_1占预计值百分比($FEV_1/FVC\%$)和呼气流量峰值(PEF)均减少;用力肺活量减少,残气量、功能残气量和肺总量增加。缓解期上述通气功能指标逐渐恢复。病变迁延、反复发作者,其通气功能可逐渐下降。

2.支气管激发试验

支气管激发试验主要用以测定气道反应性,常用激发剂为醋甲胆碱、组胺。因激发试验的风险性,故该试验只适用于FEV_1占正常预计值 70％以上的患者,吸入激发剂后,若FEV_1下降≥20％则为激发试验阳性。

3.支气管舒张试验

支气管舒张试验用以测定气道的可逆性,常用的支气管舒张药有沙丁胺醇、特布他林等。舒张试验阳性诊断标准:FEV_1较用药前增加≥12％,且绝对值增加≥200mL;PEF较治疗前增加 60L/min 或≥20％。

4.呼气流量峰值(PEF)及其变异率测定

PEF可反映气道通气功能的变化。哮喘发作时 PEF下降。昼夜 PEF 变异率≥20％,则符合气道可逆性改变的特点。

(三)动脉血气分析

哮喘严重发作时可有 PaO_2降低。由于过度通气可使 $PaCO_2$下降,pH 值上升,表现为呼吸性碱中毒。若气道阻塞严重,可出现缺氧及 CO_2潴留,$PaCO_2$上升,表现为呼吸性酸中毒。若缺氧明显,可合并代谢性酸中毒。

(四)胸部 X 线检查

哮喘发作时双肺透亮度增加,呈过度通气状态。合并感染时,可见肺纹理增加和炎性浸润阴影。

(五)特异性变应原的检测

哮喘患者大多数为过敏体质,对众多的变应原和刺激物敏感。对变应原的检测有助于病因诊断和预防哮喘反复发作。

四、诊断要点

(一)诊断标准

(1)反复发作的喘息、气急、胸闷或咳嗽,多与接触变应原、冷空气、物理/化学性刺激,以及上呼吸道感染及运动有关。

(2)发作时双肺可闻及散在或弥散性、以呼气相为主的哮鸣音,呼气相延长。

(3)上述症状可经治疗缓解或自行缓解。

(4)除外其他疾病所引起的哮喘、气急、胸闷和咳嗽。

(5)临床表现不典型者(如无明显喘息或体征)应至少具备下列 3 项中的 1 项:一是支气管激发试验或运动试验阳性;二是支气管舒张试验阳性;三是昼夜 PEF 变异率≥20%。

符合上述(1)~(4)条或(4)、(5)条者,可诊断为支气管哮喘。

(二)支气管哮喘的分期及控制水平分级

1.急性发作期

急性发作期是指气促、咳嗽、胸闷等症状突然发生或加重,常有呼吸困难,以呼气性呼吸困难为特征,多与接触变应原等刺激有关。哮喘急性发作时其程度轻重不一,应正确评估病情,给予及时有效的紧急治疗。

2.非急性发作期

许多哮喘患者即使没有急性发作,但相当长时间内仍不同频度和(或)不同程度地出现哮喘症状,肺通气功能下降。长期评估哮喘的控制水平对哮喘的治疗有重要的指导意义。新版全球哮喘防治创议(GINA)将哮喘控制水平分为控制、部分控制和未控制 3 级,这种分级方法便于临床应用,有助于更好地控制哮喘。

五、治疗要点

对哮喘目前无特效的治疗方法,但长期规范化的治疗可使哮喘症状得到控制,减少复发乃至不发作,使患者能与正常人一样生活、工作和学习。

(一)脱离变应原

能够明确引起哮喘发作的变应原或其他非特异性刺激因素的患者脱离变应原的接触是防治哮喘最有效的方法。

(二)药物治疗

治疗哮喘的药物分为控制药物和缓解药物。控制药物能够减少哮喘的发作,但需要每天长期使用;缓解药物能够迅速解除支气管痉挛,缓解哮喘症状,可按需使用。

1.糖皮质激素

糖皮质激素是控制气道炎症最有效的药物,给药途径包括吸入,口服和静脉应用等。

(1)吸入给药。吸入给药是目前推荐长期抗感染治疗哮喘的最常用方法。常用吸入药物有倍氯米松、氟替卡松、莫米松等,通常需规律吸入 1 周以上方能生效。使用干粉吸入装置比普通定量气雾剂方便,吸入下呼吸道的药量较多,如二丙酸倍氯米松气雾剂,布地奈德等。

（2）口服给药。口服剂有泼尼松、泼尼松龙等，泼尼松的起始剂量为每天 30～60mg，症状缓解后逐渐减量至每天≤10mg，然后停用，改用吸入剂。

（3）静脉用药。严重哮喘发作时，经静脉给予甲泼尼龙琥珀酸钠（每天 80～160mg）或琥珀酸氢化可的松（每天 100～400mg）。

2.β$_2$肾上腺素受体激动剂

β$_2$肾上腺素受体激动剂是控制哮喘急性发作的首选药物，用药方法有定量气雾剂吸入、干粉吸入、持续雾化吸入等，也可用口服或静脉注射，首选定量吸入法。

（1）短效 β$_2$受体激动剂。其作用时间为 4～6h，吸入的短效 β$_2$受体激动剂包括气雾剂、干粉剂和溶液等，如沙丁胺醇、特布他林等。

（2）长效 β 受体激动剂。其作用时间为 10～12h，常用药物有沙美特罗、福莫特罗等。吸入法适用于哮喘（尤其是夜间哮喘和运动诱发哮喘）的预防和治疗。

（3）缓释型及控制型 β 受体激动剂。其疗效维持时间较长，用于防治反复发作性哮喘。

（4）注射用药。注射用药主要用于严重哮喘，一般每次用量为沙丁胺醇 0.5mg，静脉滴注，滴速2～4μg/min。

3.白三烯（LT）调节剂

白三烯（LT）调节剂具有抗感染和舒张支气管平滑肌的作用，通常口服给药。常用的白三烯受体拮抗剂有扎鲁司特、孟鲁司特等。

4.茶碱类

茶碱类具有舒张支气管平滑肌的作用，兼具强心、利尿、扩张冠状动脉，兴奋呼吸中枢和呼吸肌等作用，与糖皮质激素合用具有协同作用。

（1）口服给药。氨茶碱和控（缓）释茶碱，一般剂量为每天 6～10mg/kg，口服控（缓）释茶碱更适用于夜间哮喘。

（2）静脉给药。氨茶碱加入葡萄糖溶液中，缓慢静脉注射或静脉滴注。静脉给药适用于哮喘急性发作且近 24h 未用过氨茶碱类药物的患者，每天注射量一般不超过 1.0g。静脉给药可引起心律失常、血压下降、尿量增多等，严重者可引起抽搐甚至死亡。

5.抗胆碱药

抗胆碱药有舒张支气管和减少痰液的作用。常用的吸入胆碱能受体拮抗剂有异丙托溴铵，有气雾剂和溶液剂 2 种剂型。

6.其他

口服酮替芬，阿司咪唑、曲尼司特等具有抗变态反应作用。

（三）急性发作期的治疗

哮喘急性发作的治疗目的是尽快缓解气道阻塞，纠正低氧血症，恢复肺功能，防止哮喘进一步恶化及并发症的发生。一般根据病情的分度进行治疗。

1.轻度

每天按时吸入糖皮质激素 200～500μg，出现症状时可间断吸入短效 β 受体激动剂。效果

不佳时可加服 β 受体激动剂控释片或小量茶碱控释片(每天 200mg),或加用抗胆碱药,如异丙托溴铵气雾剂吸入。

2.中度

每天吸入倍氯美松 500～1000μg,规则吸入 β 受体激动剂或联合抗胆碱药吸入,或口服长效 β 受体激动剂;也可口服 LT 调节剂,若不能缓解可持续雾化吸入 β 受体激动剂(或合用抗胆碱药吸入),或口服糖皮质激素(每天<60mg),必要时静脉注射氨茶碱。

3.重度至危重度

持续雾化吸入 β2 受体激动剂(或合用抗胆碱药)或静脉滴注氨茶碱、沙丁胺醇,加服白三烯(LT)调节剂,静脉滴注糖皮质激素。

(四)哮喘的长期治疗

哮喘一般经过急性期治疗后症状可以得到控制,但非急性期哮喘的慢性炎症仍然存在,必须进行长期治疗。

(五)免疫疗法

免疫疗法分为特异性和非特异性两种:特异性疗法又称脱敏疗法,通常采用特异性变应原(螨、花粉、猫毛等)做定期、反复皮下注射,剂量由低到高,使机体产生免疫耐受性,使患者脱敏;非特异性疗法是指注射卡介苗,转移因子等生物制品,抑制变应原反应的过程。

(六)哮喘管理

通过有效的哮喘管理,通常可以实现哮喘控制。

六、常见护理诊断/问题

(一)气体交换受损

气体交换受损与支气管痉挛,气道炎症、气道阻力增加有关。

(二)清理呼吸道无效

清理呼吸道无效与支气管黏膜水肿、分泌物增多、痰液黏稠无效咳嗽有关。

(三)知识缺乏

缺乏正确使用定量雾化吸入器用药的相关知识。

七、护理措施

(一)环境与休息

有明确过敏原者应尽快脱离过敏环境。为患者提供安静、舒适的环境,保持室内清洁、空气流通。病室不宜摆放花草,避免使用皮毛、羽绒或蚕丝织物等。室内尽量勿养鸟、猫、狗等宠物。根据病情提供舒适体位,如为端坐呼吸者提供床旁桌支撑,以减少体力消耗。非急性发作期的哮喘患者活动应劳逸结合,勿过度疲劳,以有氧运动为佳。

(二)饮食护理

不恰当的饮食可诱发或加重哮喘,应提供清淡、易消化、足够热量的饮食,避免进食硬、冷、油煎食物,同时增加纤维素的摄入,保持大便通畅,避免便秘的发生。若能找出与哮喘发作有关的食物,如鱼、虾、蟹、蛋类,牛奶等,应避免食用。某些食物添加剂,如柠檬黄和亚硝酸盐可诱发哮喘发作,应格外注意。有烟酒嗜好者应戒烟酒。应鼓励患者(无心功能异常者)每天饮水 2500~3000mL,以补充丢失的水分,稀释痰液。重症患者应建立静脉通道,遵医嘱及时补液,纠正水,电解质和酸碱平衡紊乱。

(三)口腔与皮肤护理

哮喘急性发作时,患者往往会大量出汗,应及时进行擦拭,更换衣物,保持皮肤清洁、干燥和舒适。协助患者咳嗽后用温水漱口,保持口腔清洁。

(四)病情观察

观察患者有无哮喘发作的先兆症状,如鼻咽痒、打喷嚏、流鼻涕、眼痒等黏膜过敏症状。哮喘发作时,观察患者的意识状态,呼吸频率、节律、深度,是否有辅助呼吸肌参与呼吸运动等,监测呼吸音,哮鸣音的变化,监测动脉血气分析和肺功能情况,了解病情和治疗效果。哮喘严重发作时,若经治疗病情无缓解,需做好机械通气的准备工作。加强对急性期患者的监护,因哮喘易在夜间和凌晨加重或发作,尤应严密观察患者的病情变化。

(五)用药护理

1.糖皮质激素

吸入糖皮质激素治疗的全身性不良反应少。少数患者可出现声音嘶哑、咽部不适和口腔念珠菌感染,指导患者吸药后及时用清水含漱口咽部,选用干粉吸入剂或加用除雾器可减少上述不良反应。口服用药宜在饭后服用,以减少对胃肠道黏膜的刺激。气雾吸入糖皮质激素可减少其口服用量,若用吸入剂替代口服剂时,通常需同时使用 2 周后再逐渐减少其口服量,患者不得自行减量或停药。

2.β_2受体激动剂

指导患者按照医嘱用药,不宜长期、单一,大量使用,因为长期应用可引起 β_2 受体功能下降和气道反应性增高,出现耐药性。指导患者正确使用雾化吸入器。静脉滴注沙丁胺醇时应注意控制滴速($2\sim4\mu g/min$),注意观察有无心悸,骨骼肌震颤、低血钾等不良反应。

3.茶碱类

静脉注射时浓度不宜过高,速度不宜过快,注射时间宜在 10min 以上,以防中毒症状发生。不良反应有恶心、呕吐,心律失常,血压下降和呼吸中枢兴奋,严重者可以出现抽搐甚至死亡。用药时监测血药浓度,以减少不良反应的发生,其安全浓度为 $6\sim15\mu g/mL$。发热者,妊娠者,小儿或老人,有心,肝、肾功能障碍及甲状腺功能亢进者不良反应增加。合用西咪替丁,喹诺酮类,大环内酯类药物可影响茶碱代谢而使其排泄减慢。茶碱缓(控)释片不能嚼服,应整片吞服。

4.其他

抗胆碱药吸入后,少数患者可有口苦或口干感。酮替芬有镇静、头晕、口干、嗜睡等不良反应、高空作业人员、驾驶员,操纵精密仪器者应慎用。白三烯调节剂的主要不良反应是有轻微的胃肠道症状,少数患者出现皮疹、血管性水肿、转氨酶升高,停药后可恢复。

(六)氧疗护理

重症哮喘患者往往有不同程度的低氧血症,应遵医嘱给予鼻导管或面罩吸氧,吸氧流量及浓度应按照患者的缺氧情况而定,并随时调节。在给氧过程中,注意监测动脉血气分析。若哮喘严重发作,经一般药物治疗无效,或患者出现神志改变,$PaO_2 < 60mmHg$,$PaCO_2 > 50mmHg$ 时,应做好机械通气的准备。

(七)定量雾化吸入器使用的护理

1.定量雾化吸入器(MDI)

正确使用 MDI 是保证吸入治疗成功的关键。介绍雾化吸入器具,提供雾化吸入器的学习资料;演示 MDI 的使用方法,打开盖子,摇匀药液,深呼气至不能再呼时张口,将 MDI 喷嘴置于口中,双唇包住喷嘴,以慢而深的方式经口吸气,同时以手指按压喷药,至吸气末屏气 10s,使较小的雾粒沉降在气道远端,然后缓慢呼气,休息 3min 后可再重复使用 1 次;反复练习使用,医护人员演示后,指导患者反复练习,直至患者完全掌握。MDI 用后要告知患者充分漱口,以减少雾粒在口咽部沉积而引起刺激反应。

2.干粉吸入器

(1)都保装置。都保装置即储存剂量型涡流式干粉吸入器,如普米克都保、奥克斯都保、信必可都保(布地奈德福莫特罗粉吸入剂)。指导患者使用都保装置的方法:旋转并拔出瓶盖,确保红色旋柄在下方;拿直都保,握住底部红色部分和都保中间部分,向同一方向旋转到底,再向反方向旋转到底,即完成 1 次装药。在此过程中,会听到 1 次"咔哒"声;先呼气(勿对吸嘴呼气),将吸嘴含于口中,双唇包住吸嘴用力做深吸气,然后将吸嘴从嘴部移开,继续屏气 5 秒后恢复正常呼吸。

(2)准纳器。常用的准纳器有沙美特罗替卡松粉吸入器(舒利迭)。指导患者使用准纳器的方法:一手握住准纳器外壳,另一手拇指向外推动准纳器的滑动杆至发出"咔哒"声,表明准纳器已做好吸药的准备;握住准纳器并使其远离嘴,在保证平稳呼吸的前提下,尽量呼气;将吸嘴放入口中,深而平稳地吸气,将药物吸入口中,屏气 10s;拿出准纳器,缓慢恢复呼气,关闭准纳器(听到"咔哒"声表示关闭)。

(八)心理护理

哮喘新近发生和重症发作的患者,通常会出现抑郁、焦虑、紧张甚至恐惧的不良情绪,护士应加强巡视患者,耐心解释病情和治疗措施;应指导患者正确呼吸,给予其心理疏导和安慰,消除其过度紧张的情绪,这对减轻哮喘发作的症状和控制病情有重要意义。

八、健康指导

(一)预防疾病

指导患者依据个人的具体情况有效控制可诱发哮喘发作的各种因素。例如,避免摄入引起过敏的食物;避免强烈的精神刺激和剧烈活动;避免持续的喊叫等过度换气动作;不养宠物;避免接触刺激性气体及预防呼吸道感染;戴围巾或口罩等,避免冷空气刺激;在缓解期应加强体育锻炼,以增强体质。

(二)疾病指导

指导患者识别哮喘发作的先兆表现和病情加重的征象,学会在哮喘发作时进行简单的紧急自我处理。积极配合正确、合理的治疗和护理。

(三)随访指导

指导患者做好哮喘发作的预防,并能及时,正确地判断哮喘发作的先兆,能够对病情做好自我评价,出现病情变化及时就诊。

九、预后

哮喘的转归和预后因人而异,儿童哮喘通过积极、规范治疗,临床控制率可达 95%。若长期反复发作而并发 COPD、慢性肺源性心脏病,则预后不良。

第四节　肺炎的护理

一、肺炎概述

肺炎是指终末气道,肺泡腔和肺间质的炎症。肺炎是呼吸系统的常见病,虽然新的强效抗生素和有效的疫苗不断投入临床应用,但其发病率和病死率仍然很高,其原因可能与人口老龄化,病原体的变迁,医院获得性肺炎发病率增高、病原学诊断困难和不合理应用抗生素引起的细菌耐药性增高有关。

(一)病因与分类

1.按病因分类

(1)细菌性肺炎。细菌性肺炎是最常见的肺炎,病原菌常为肺炎链球菌、金黄色葡萄球菌、甲型溶血性链球菌等需氧革兰阳性球菌,肺炎克雷白杆菌、流感嗜血杆菌、铜绿假单胞菌等需氧革兰阴性杆菌,以及棒状杆菌、梭形杆菌等厌氧杆菌。

(2)非典型病原体所致肺炎。常由支原体、衣原体和军团菌等引起。

(3)病毒性肺炎。由冠状病毒、腺病毒、呼吸道合胞病毒、流感病毒等引起。

(4)真菌性肺炎。由白色念珠菌、放线菌等引起。

(5)其他病原体所致肺炎。由立克次体、弓形虫、原虫、寄生虫等引起。

(6)理化因素所致肺炎。放射性损伤可引起放射性肺炎;胃酸吸入可引起化学性肺炎,吸入刺激性气体、液体等化学物质亦可引起化学性肺炎。

2.按患病环境分类

(1)社区获得性肺炎。社区获得性肺炎(CAP)也称医院外获得性肺炎,是指在医院外罹患的感染性肺实质炎症,包括有明确潜伏期的病原体感染而在入院后平均潜伏期内发病的肺炎。传播途径为吸入飞沫、空气或血源传播。肺炎链球菌仍为最主要的病原体,非典型病原体所占比例在增加。

(2)医院获得性肺炎。医院获得性肺炎(HAP)简称医院内肺炎,是指患者在入院时既不存在、也不处于潜伏期,而是在住院48h后发生的肺炎,也包括出院后48小时内发生的肺炎。

常见病原体为铜绿假单胞菌、大肠埃希菌、肺炎克雷白杆菌、金黄色葡萄球菌、肺炎链球菌、流感嗜血杆菌等。

3.按解剖位置分类

(1)大叶性肺炎。大叶性肺炎的致病菌以肺炎链球菌最为常见。病原体先在肺泡引起炎症,经肺泡间孔向其他肺泡扩散,致使病变累及部分肺段或整个肺段、肺叶,又称肺泡性肺炎。主要表现为肺实质炎症,通常不累及支气管。

(2)小叶性肺炎。小叶性肺炎的致病菌有肺炎链球菌、葡萄球菌、病毒、肺炎支原体等。病变起于支气管或细支气管,继而累及终末细支气管和肺泡,又称支气管性肺炎。X线显示病灶融合成不规则的片状或大片状阴影,密度深浅不一,且不受肺叶和肺段限制,区别于大叶性肺炎。

(3)间质性肺炎。间质性肺炎可由细菌、支原体、衣原体、病毒或肺孢子菌等引起,是以肺间质为主的炎症,病变主要累及支气管壁及其周围组织。由于病变在肺间质,呼吸道症状较轻,异常体征较少。

(二)临床表现

本病一般急性起病,典型表现为突然畏寒、发热,或先有短暂上呼吸道感染史,随后咳嗽、咳痰或原有呼吸道症状加重,并出现脓性痰或血痰,伴或不伴胸痛。病变范围大者可有呼吸困难、发绀。早期肺部体征不明显,典型体征为肺实变体征、湿啰音的出现。

(三)实验室及其他检查

1.血常规

细菌性肺炎可见血白细胞计数和中性粒细胞比例增高,并伴有核左移,或细胞内见中毒颗粒。年老体弱、酗酒、免疫功能低下者白细胞计数可不增高,但中性粒细胞比例仍高。病毒性肺炎和其他类型肺炎白细胞计数可无明显变化或稍降低。

2.痰标本检查

痰涂片镜检具有简便,快捷等优点,有助于临床治疗的指导;痰培养检查可以明确病原学,药敏试验结果可以指导临床用药。

3.胸部X线检查

胸部X线检查可为肺炎发生的部位,严重程度和病原学提供重要线索。例如,呈肺叶、段分布的炎性浸润影提示为细菌性肺炎;非均匀浸润呈斑片状或条索状阴影,密度不均匀,沿支气管分布,则多见于细菌或病毒引起的支气管肺炎;空洞性浸润常见于葡萄球菌或真菌感染。

(四)诊断要点

1.确定肺炎诊断

根据症状、体征、实验室检查可确定肺炎诊断。

2.评估严重程度

如果肺炎诊断成立,评估病情的严重程度对于决定在门诊还是入院甚至 ICU 治疗至关重要。肺炎的严重性主要取决于局部炎症程度、肺部炎症的播散和全身炎症反应程度。

3.我国重症肺炎的标准

我国重症肺炎的标准为：意识障碍；呼吸频率≥30 次/min；PaO_2<60mmHg，PaO_2/FiO_2<300，需行机械通气治疗；血压<90/60mmHg；胸片显示双侧或多肺叶受累，或入院 48 小时内病变扩大≥50%；尿量<20mL/h，或<80mL/4h 或急性肾衰竭需要透析治疗。

(五)治疗要点

1.抗感染治疗

抗感染治疗是肺炎治疗的最主要环节。治疗原则：第一时间应用抗生素治疗，初始采用经验治疗(根据 HAP 或 CAP 选择抗生素)用药，初始治疗后根据临床反应，细菌培养和药物敏感试验，给予特异性的抗生素治疗。抗生素治疗后48～72h 对病情进行评价，如果患者体温下降、症状改善、白细胞逐渐降低或恢复正常表明治疗有效，但 X 线胸片病灶吸收往往较迟。

2.对症和支持治疗

对症和支持治疗包括祛痰，降温，吸氧，维持水，电解质平衡，改善营养及加强机体免疫功能等治疗。

3.预防并及时处理并发症

肺炎球菌肺炎，葡萄球菌肺炎、革兰阴性杆菌肺炎等出现严重败血症或毒血症可并发感染性休克，应及时给予抗休克治疗，并发肺脓肿、呼吸衰竭等应给予相应治疗。

二、肺炎链球菌肺炎概述

肺炎链球菌肺炎又称肺炎球菌肺炎，是肺炎链球菌引起的肺炎，居社区获得性肺炎的首位，约占半数以上。本病主要为散发，可借助飞沫传播，冬季与初春多见，常与呼吸道病毒感染并行，患者多为无基础疾病的青壮年及老年人，男性多见。感染后可获得特异性免疫，同型菌二次感染少见。临床起病急骤，以高热、寒战、咳嗽、血痰和胸痛为特征。

(一)病因与发病机制

肺炎链球菌为革兰阳性球菌，对紫外线及加热均敏感，阳光直射 1 小时，或加热至 52℃ 10min 即可杀灭，对苯酚溶液等消毒剂也较敏感，但在干燥痰中可存活数月。

肺炎链球菌是上呼吸道正常菌群，当机体防御功能下降或有免疫缺陷时，肺炎链球菌可进入下呼吸道而致病。肺炎球菌的致病力是荚膜中的多糖体对组织的侵袭作用，首先引起肺泡壁水肿，迅速出现白细胞，红细胞及纤维蛋白渗出，渗出液含有细菌，经肺泡孔向中央部分扩散，可累及几个肺段或整个肺叶，因病变开始于肺的外周，易累及胸膜而致渗出性胸膜炎。典型病理分期分为充血期、红色肝变期、灰色肝变期和消散期，因早期使用抗生素治疗已很少见。炎症消散后肺组织结构多无破坏，不留纤维瘢痕，极少数患者由于机体反应差，纤维蛋白不能完全吸收而形成机化性肺炎。

(二)临床表现

1.症状

临床以急性起病、寒战、高热、全身肌肉酸痛为特征。发病前常有淋雨、受凉、醉酒、疲劳、病毒感染和生活在拥挤环境等诱因，多有数日上呼吸道感染的前驱症状。患者体温可在数小时内达 39~40℃,呈稽留热,高峰在下午或傍晚。可伴患侧胸痛并放射至肩部或腹部,深呼吸或咳嗽时加剧,故患者常取患侧卧位。痰量少,可带血丝,24~48h 后可呈铁锈色痰。

2.体征

患者呈急性病容,鼻翼扇动,面颊绯红,口角和鼻周有单纯疱疹,严重者可有发绀,心动过速、心律不齐。早期肺部无明显异常体征,随病情加重可出现患侧呼吸运动减弱,叩诊音稍浊,听诊可有呼吸音减弱及胸膜摩擦音;肺实变期有典型实变体征;消散期可闻及湿啰音。

本病自然病程为 1~2 周。起病 5~10d 后体温可自行骤降或逐渐降低;应用有效抗菌药物后,体温于 1~3d 内恢复正常。其他症状与体征亦随之逐渐消失。

3.并发症

并发症已很少见。感染严重时可发生感染性休克,还可并发胸膜炎、脓胸、肺脓肿、脑膜炎和关节炎等。

(三)实验室及其他检查

1.血常规

白细胞计数升高,多为(10~30)×10⁹/L,中性粒细胞比例多>80%,伴核左移,细胞内可见中毒颗粒。免疫功能低下者仅有中性粒细胞增多。

2.细菌学检查

痰革兰染色及荚膜染色镜检,发现革兰阳性、带荚膜的双球菌或链球菌,可做初步病原诊断;痰培养 24~48h 可确定病原体。部分患者合并菌血症,应做血培养,标本采集应在抗生素应用前。血培养检出肺炎链球菌有确诊价值。

3.胸部 X 线检查

X 线表现常呈多样性,可呈斑片状或大片状实变阴影,好发于右肺上叶,双肺下叶,在病变区可见多发性蜂窝状小脓肿,叶间隙下坠。消散期因炎症浸润逐渐吸收可有片状区域吸收较快而呈"假空洞"征。一般起病 3~4 周后才完全消散。

(四)诊断要点

根据寒战,高热,胸痛,咳铁锈色痰、鼻唇疱疹等典型症状和肺实变体征,结合胸部 X 线检查,可做出初步诊断。病原菌检测是本病确诊的主要依据。

(五)治疗要点

1.抗感染治疗

一旦疑诊即用抗生素治疗,不必等待细菌培养结果。首选青霉素 G,用药剂量和途径视病情,有无并发症而定。成年轻症者,青霉素 G 每天 240 万 U,分 3 次肌内注射,或普鲁卡因青霉素 60 万 U,肌内注射,每 12h1 次;稍重者,青霉素 G 每天 240 万~480 万 U,分 3~4 次静脉滴注;重症或并发脑膜炎者,每天 1000 万~3000 万 U,分 4 次静脉滴注,每次剂量应在 1h 内滴完,以达到有效血浓度。对青霉素过敏或耐药者,可用红霉素每天 2g,分 4 次口服或每天 1.5g静脉滴注;或林可霉素每天 2g 肌内注射或静脉滴注;重症者可改用头孢菌素类抗生素,如头孢噻肟,头孢曲松等,或使用喹诺酮类药物;多重耐药菌株感染者可用万古霉素。抗生素疗程一般为 5～7d,或退热后 3d 停药,或由静脉用药改为口服,维持数天。

2.对症及支持治疗

嘱患者卧床休息,补充足够热量、蛋白质和维生素的饮食,多饮水,入量不足者给予静脉补液,以及时纠正脱水,维持水、电解质平衡;剧烈胸痛者,给予少量镇痛药;当 $PaO_2 < 60mmHg$ 时,应予以吸氧;有明显麻痹性肠梗阻或胃扩张时,应暂时禁食,禁饮和胃肠减压;烦躁不安、谵妄者给予水合氯醛 1～1.5g 保留灌肠,禁用抑制呼吸的镇静药。

3.并发症治疗

高热常在抗菌药物治疗后 24h 内消退,或数日内逐渐下降。若 3 天后体温不降或降后复升,应考虑肺炎链球菌的肺外感染或其他疾病存在的可能性,如脓胸、心包炎、关节炎等;密切观察患者病情变化,注意防治感染性休克。

三、葡萄球菌肺炎概述

葡萄球菌肺炎是指葡萄球菌引起的肺部急性化脓性炎症。患者病情较重,细菌耐药性高,病死率高。糖尿病、血液病、慢性肝病、艾滋病及其他慢性消耗性疾病患者,长期应用糖皮质激素、抗肿瘤药物和其他免疫抑制剂者,长期应用广谱抗生素而致体内菌群失调者及静脉应用毒品者,均为易感人群。

(一)病因与发病机制

葡萄球菌为革兰阳性球菌,可分为凝固酶阳性的葡萄球菌(主要为金黄色葡萄球菌,简称金葡菌)和凝固酶阴性的葡萄球菌(如表皮葡萄球菌)。感染多由致病力强的金葡菌引起,致病物质主要是毒素和酶,具有溶血、坏死、杀白细胞和致血管痉挛等作用。

葡萄球菌的感染主要有 2 种途径:一种继发于呼吸道感染,常见于儿童流感或麻疹后;另一种为血源性感染,多来自皮肤感染灶(痈疖、伤口感染,蜂窝织炎)或静脉导管置入污染,葡萄球菌经血液循环到肺部,引起肺炎、组织坏死,并形成单个或多发肺脓肿。

医院获得性肺炎中葡萄球菌感染所占的比例较高,由耐甲氧西林金黄色葡萄球菌导致者在治疗上较为困难。

(二)临床表现

1.症状

本病多数起病急骤,患者表现为寒战,高热,体温达 39～40℃,伴咳嗽及咳痰,由咳黄脓痰演变为脓血痰或粉红色乳样痰,无臭味。重症患者胸痛和呼吸困难进行性加重,并出现血压下降、少尿等周围循环衰竭表现。全身中毒症状突出,表现为衰弱、乏力、大汗,全身关节肌肉酸痛。老年人,患有慢性病者及医院获得性葡萄球菌肺炎者临床表现多不典型,起病较缓慢,体温逐渐上升,痰量少。

2.体征

早期肺部体征轻微,常与严重中毒症状和呼吸道症状不平行。一侧或双侧肺部可闻及散在湿啰音,典型的肺实变体征少见,若病变较大或融合时,可有肺实变体征。

(三)实验室及其他检查

1.血常规

血常规检查表现为白细胞计数增高、中性粒细胞比例增加及核左移,有中毒颗粒。在应用抗生素前采集血和痰培养可明确诊断。

2.胸部 X 线检查

胸部 X 线检查表现为肺部多发性浸润病变,常有空洞和液平面。另外,病灶存在易变性,表现为一处炎症浸润消失,而在另一处出现新病灶,或很小的单一病灶发展为大片阴影。

(四)诊断要点

根据全身毒血症状、咳脓痰、白细胞计数增高、中性粒细胞比例增加、核左移及胸部 X 线征象可做出初步判断,胸部 X 线检查追踪肺部病变的变化对诊断有帮助,细菌学检查是确诊依据。

(五)治疗要点

1.抗菌治疗

选择敏感的抗生素是治疗的关键。治疗应首选耐青霉素酶的半合成青霉素或头孢菌素,如苯唑西林钠、头孢呋辛钠等,联合氨基糖苷类(如阿米卡星)可增强疗效。青霉素过敏者可选用红霉素、林可霉素、克林霉素等;耐甲氧西林金黄色葡萄球菌感染选用万古霉素静脉滴注。本病抗生素治疗的总疗程较其他肺炎长,常采取早期,联合,足量,静脉给药,不宜频繁更换抗生素。

2.对症支持治疗

患者宜卧床休息,饮食富含足够热量及蛋白质,多饮水,有发绀者给予吸氧。对气胸或脓气胸应尽早引流治疗。

四、常见护理诊断/问题

(一)体温过高

体温过高与肺部感染有关。

(二)清理呼吸道无效

清理呼吸道无效与气道分泌物增多、痰液黏稠、胸痛、咳嗽无力等有关。

(三)潜在并发症

常见的潜在并发症有感染性休克。

五、护理措施

(一)休息与活动

高热患者应卧床休息,以减少机体耗氧量,缓解头痛,肌肉酸痛等症状。轻症患者可在病室内活动,以不增加疲劳为宜。

(二)饮食护理

给予患者高热量,高蛋白质,高维生素的流质或半流质食物,以补充高热引起的营养物质消耗。鼓励患者多饮水,以保证足够的入量,有利于稀释痰液。避免进食辛辣、刺激性食物。

(三)病情观察

观察患者有无急性病容和鼻翼扇动等表现;口唇疱疹者局部涂抗病毒软膏,防止继发感染;观察患者生命体征的变化,尤其注意患者体温、热型的变化。

（四）对症护理

1.高热的护理

可采用温水擦浴、冰袋、冰帽等物理降温措施，以逐渐降温为宜，防止虚脱。患者大汗时，及时协助擦拭和更换衣服，避免受凉。必要时遵医嘱使用解热镇痛抗感染药及静脉补液，补充因发热而丢失的水分和盐，加快毒素排泄和热量蒸发。心脏病患者或老年人应注意补液速度，避免因补液速度过快而导致的急性肺水肿。

2.感染性休克的护理

（1）病情监测。

1）生命体征：有无心率加快、脉搏细速、血压下降、脉压变小，体温不升或高热、呼吸困难等，必要时进行心电监护。

2）精神和意识状态：有无精神萎靡、表情淡漠、烦躁不安，神志模糊等。

3）皮肤、黏膜：有无发绀，肢端湿冷等。

4）出入量：有无尿量减少，疑有休克时应测每小时尿量。

5）辅助检查：有无血气分析等指标的改变。

（2）感染性休克抢救配合。发现异常情况，立即通知医生，并备好物品，积极配合抢救。

1）体位，患者取仰卧中凹位，头胸部抬高约 20°角，下肢抬高约 30°角，以利于呼吸和静脉血回流。

2）吸氧，给予中、高流量吸氧，维持 $PaO_2 > 60mmHg$，改善缺氧状况。

3）补充血容量，快速建立 2 条静脉通道，遵医嘱补液，以维持有效血容量。

4）用药护理，遵医嘱输入多巴胺、间羟胺等血管活性药物。

（五）用药护理

遵医嘱使用抗生素，观察药物疗效及不良反应。头孢菌素类药物可出现发热，皮疹、胃肠道不适等不良反应；喹诺酮类药物偶见皮疹、恶心等不良反应；氨基糖苷类抗生素有肾毒性和耳毒性，老年人或肾功能减退者应特别注意有无耳鸣，头晕，唇舌发麻等不良反应。患者一旦出现严重不良反应，应及时与医生沟通，并做相应处理。

（六）心理护理

肺炎多急性起病，突然的身体不适往往使患者感到紧张和焦虑，护理人员应多安慰患者，给予患者讲解疾病的相关知识，帮助患者树立战胜疾病的信心。

六、健康指导

（一）预防疾病

避免上呼吸道感染、淋雨受寒、过度疲劳，酗酒等诱因。加强体育锻炼，增加营养，提高机体抵抗力。

（二）疾病指导

对患者及家属进行有关肺炎知识的教育，使其了解肺炎的病因和诱因。指导患者遵医嘱、按疗程用药。

（三）随访指导

指导患者观察病情，出现高热，心率增快、咳嗽、咳痰，胸痛等症状及时就诊。

七、预后

本病一般预后较好,但病变广泛、多叶受累,有并发症或原有心,肺、肾等基础疾病,存在免疫缺陷者及老年人预后较差。

第五节　肺脓肿的护理

肺脓肿是由多种病原菌引起的肺组织坏死性病变,形成包含坏死物或液化坏死物的脓腔。临床特征为高热、咳嗽和咳大量脓臭痰。本病可见于任何年龄,青壮年男性及年老体弱、有基础疾病者多见。

一、病因与发病机制

细菌是急性肺脓肿的主要病原体,常为上呼吸道和口腔内的定植菌,包括厌氧菌、需氧菌和兼性厌氧菌。其中,厌氧菌感染占主要地位,有核粒梭形杆菌,消化球菌等。金黄色葡萄球菌、化脓性链球菌、肺炎克雷白杆菌、大肠埃希菌和铜绿假单胞菌等为常见的需氧和兼性厌氧菌。接受免疫抑制剂者、化学治疗者、白血病或艾滋病患者,其病原菌可为真菌。按照不同病因和感染途径,可将肺脓肿分为以下 3 种类型。

(一)吸入性肺脓肿

临床上最多见,多为误吸厌氧菌而致。当患者存在意识障碍、全身麻醉或气管插管等情况时,则易发生误吸;由于牙槽脓肿、扁桃体炎、鼻窦炎等脓性分泌物经气管吸入肺内而致病;或存在食管、神经系统疾病所致的吞咽困难,以及受寒醉酒和极度疲劳所致的机体抵抗力低下与气道防御、清除功能减弱,易使病原菌随口腔分泌物、呕吐物吸入肺内而致病。

吸入性肺脓肿多单发,发病部位与支气管的解剖形态和吸入时的体位有关。吸入物易进入右肺,主要是因为右主支气管较左主支气管粗且陡直。患者仰卧位时,好发于肺上叶后段或下叶背段;坐位时,好发于下叶后基底段;右侧位时,好发于右上叶前段或后段。

(二)继发性肺脓肿

1.某些肺部疾病

如细菌性肺炎、支气管扩张、空洞型肺结核、支气管肺癌等感染,由于病原菌毒力强、繁殖快,肺组织广泛化脓、坏死而形成肺脓肿。

2.支气管异物堵塞

这是导致小儿肺脓肿的重要因素。

3.肺部邻近器官的化脓性病变

如食管穿孔感染、膈下脓肿、肾周围脓肿及脊柱脓肿等波及肺组织引起肺脓肿。

(三)血源性肺脓肿

因皮肤外伤感染、疖、痈、骨髓炎所致的菌血症,其病原菌,脓栓经血液循环播散到肺,引起肺小血管菌栓栓塞,肺组织化脓性炎症,坏死而形成肺脓肿。致病菌多为金黄色葡萄球菌、表皮葡萄球菌或链球菌。泌尿道、腹腔或盆腔感染产生的败血症可导致肺脓肿,其病原菌常为革兰阴性杆菌或少数厌氧菌。

肺脓肿早期为含致病菌的污染物阻塞细支气管,形成小血管炎性栓塞,致病菌繁殖引起肺组织化脓性炎症,坏死,形成肺脓肿,继而坏死组织液化破溃到支气管,脓液部分排出,形成有气液屏的脓腔。位于肺脏边缘部的脓肿,可破溃到胸膜腔,引起脓胸、脓气胸和支气管-胸膜瘘。

急性肺脓肿经充分引流,脓液排出,可使病变逐渐吸收,脓腔缩小甚至消失,或仅剩少量纤维瘢痕。炎症迁延 3 个月以上不能愈合,则发展为慢性肺脓肿。

二、临床表现

(一)症状

本病起病急骤,患者可有畏寒,高热,体温达 39～40℃,伴有咳嗽、咳少量黏液痰或黏液脓性痰,若不能及时控制感染,患者可于发病的 10～14d 后突然咳出大量脓臭痰及坏死组织,每天量可达 300～500mL。典型痰液呈黄绿色、脓性,有时带血,大量痰液静置后可分为 3 层,痰有腥臭味提示为厌氧菌感染。约 1/3 的患者有不同程度的咯血,一般为脓血痰,偶有中,大量咯血,可引起窒息。血源性肺脓肿多先有原发病灶引起的畏寒、高热等全身脓毒血症的表现,经数日或数周后才出现咳嗽、咳痰,痰量不多,极少咯血。一般情况下,体温可随着大量脓痰的咳出而下降,全身症状随之好转,数周内逐渐恢复正常。若炎症累及胸膜,可出现患侧胸痛。病变范围大时,可有气促、乏力,精神不振和食欲缺乏等全身中毒症状。若肺脓肿破溃到胸膜腔,可致脓气胸,常常为突发性胸痛、气急。慢性肺脓肿患者除咳嗽、咳脓痰,反复发热和咯血外,还有贫血、消瘦等慢性消耗性症状。

(二)体征

肺部体征与肺脓肿的大小,部位有关。肺脓肿早期体格检查与肺炎相似,当肺脓肿形成时,所累及的肺部可闻及空洞性呼吸音。病变累及胸膜时,有胸膜摩擦音或胸腔积液体征。慢性肺脓肿常有杵状指(趾)、贫血和消瘦。血源性肺脓肿体征多为阴性。

三、实验室及其他检查

(一)血常规

白细胞计数增高,可达$(20～30)×10^9/L$,中性粒细胞比例在 90% 以上,并有核左移,常有中毒颗粒。慢性肺脓肿患者血白细胞可稍高或正常,红细胞和血红蛋白减少。

(二)细菌学检查

对痰液进行细菌培养可帮助寻找致病菌。血液及并发脓胸时的胸腔脓液标本细菌培养对确定病原体更有价值。

(三)影像学检查

X 线胸片早期可见大片浓密模糊浸润阴影,边缘不清或团片状浓密阴影。脓肿形成、脓液排出后,可见圆形透亮区及液平面。若脓肿转为慢性、空洞壁变厚,周围纤维组织增生,邻近胸膜肥厚,纵隔可向患侧移位。血源性肺脓肿的典型表现为两肺外侧有多发球形致密阴影,大小不一,中央有小脓腔和气液平面。CT 能更准确地定位及发现体积较小的脓肿。

(四)纤维支气管镜检查

通过活检、刷检及细菌学、细胞学检查有助于明确病因、病原学诊断及治疗。

四、诊断要点

患者患病前有麻醉、意识障碍、口腔手术,肺原发病或皮肤化脓性感染,异物吸入及醉酒等病史,突发畏寒、高热、咳嗽、咳大量脓臭痰,结合血常规表现(白细胞计数及中性粒细胞比例增高)典型胸部 X 线表现(大片炎性浸润影,中有液平面的空腔),可诊断为急性肺脓肿。痰培养有助于病因学诊断。

五、治疗要点

(一)抗生素治疗

根据病因或药物敏感试验结果选择有效抗菌药物。吸入性肺脓肿多为厌氧菌感染,多对青霉素治疗敏感。对青霉素过敏或不敏感者,可用林可霉素,克林霉素或甲硝唑、替硝唑等药物。开始采用静脉滴注给药,体温通常在治疗后 3~10d 降至正常,然后改为肌内注射或口服。若抗生素有效,治疗应持续 8~12 周,直至胸片上的脓腔和炎症完全消失或仅有少量稳定的残留纤维化。血源性肺脓肿多为葡萄球菌或链球菌感染,可选用耐 β-内酰胺酶的青霉素或头孢菌素。耐甲氧西林葡萄球菌感染可用万古霉素。

(二)痰液引流

可用祛痰药、雾化吸入,以利于排痰。身体状况较好者可采取胸部叩击、体位引流。有条件宜尽早应用纤维支气管镜灌洗及吸引治疗,可向脓腔内注入抗生素,以加强局部治疗,提高疗效并缩短病程。

(三)手术治疗

手术适应证:肺脓肿病程超过 3 个月,经内科治疗病灶未见明显吸收,并有反复感染或脓腔过大(直径>5cm)不易吸收者;大咯血内科治疗无效或危及生命者;并发支气管胸膜瘘或脓胸经抽吸、冲洗治疗效果不佳者;怀疑肿瘤阻塞时。

六、常见护理诊断/问题

(一)体温过高

体温过高与肺组织感染,坏死有关。

(二)清理呼吸道无效

清理呼吸道无效与痰液黏稠、积聚且位置较深有关。

七、护理措施

(一)休息与活动

高热及全身症状较重者应卧床休息;轻症患者可在室内适当进行活动,以不增加疲劳为宜;病室应定时开窗通风,保持室内空气清新、流通,温、湿度适宜。

(二)饮食护理

给予患者高蛋白,高维生素、足够热量的清淡,易消化饮食,以补充机体的消耗。鼓励患者多饮水,以稀释痰液。

(三)病情观察

密切监测患者的体温变化,注意发热的高峰及间隔的改变;观察并记录痰液的量、颜色、性质、气味;若发生咯血且咯血量较大时,嘱患者取患侧卧位,床边备好抢救用物,并加强巡视,警惕大咯血或窒息的发生。

(四)对症护理

1.口腔护理

肺脓肿患者的口腔护理尤为重要,主要原因是:患者高热持续时间长,使口腔内唾液分泌减少,口腔黏膜干燥;患者咳大量脓痰,易引起口腔炎及黏膜溃疡;治疗中大量应用抗生素,易致菌群比例失调而诱发真菌感染。应协助患者在晨起、饭后、体位引流后、临睡前漱口,尤其是咳大量脓臭痰的患者,应在每次咳痰后及时漱口;对意识障碍者应由护士定时给予口腔护理。

2.咳嗽、咳痰的护理

应鼓励患者进行有效的咳嗽,经常变换体位,辅以胸部叩击,以利于痰液排出。体位引流也有利于大量脓痰排出体外。

(五)用药护理

肺脓肿患者用抗生素治疗的时间较长,应向患者说明坚持治疗的重要性,疗程及可能出现的不良反应,确保患者配合治疗的依从性。用药期间要密切观察药物的疗效及不良反应。

(六)心理护理

肺脓肿的患者发热持续时间较长、治疗的疗效显现较慢,疗程较长,易导致患者出现焦虑、抑郁的不良情绪,病情的迁延会使患者失去康复的信心。应给患者讲解疾病的相关知识,帮助患者树立战胜疾病的信心,缓解患者的不良情绪。

八、健康指导

(一)预防疾病

应彻底治疗口腔、上呼吸道慢性感染病灶,如龋齿、化脓性扁桃体炎、鼻窦炎、牙周溢脓等,以防止病灶分泌物吸入肺内诱发感染。积极治疗皮肤外伤感染、痈、疖等化脓性病灶,不挤压痈、疖,防止血源性肺脓肿的发生。

(二)疾病指导

教会患者有效咳嗽、体位引流的方法,及时排出呼吸道分泌物,必要时采取胸部物理治疗协助排痰,以保持呼吸道通畅,促进病变的愈合。

第三章 循环系统疾病的护理

第一节 心力衰竭的护理

心力衰竭简称心衰,是指由于心脏的收缩功能和(或)舒张功能发生障碍,导致的心室充盈和(或)射血能力低下而引起的一组临床综合征。心力衰竭并不是一种独立的疾病,而是心脏疾病发展的终末阶段。临床表现以肺循环和(或)体循环淤血及器官、组织血液灌注不足为主要特征。

根据心力衰竭发生的缓急,临床可分为急性心力衰竭和慢性心力衰竭;根据心力衰竭发生的部位可分为左心衰竭、右心衰竭和全心衰竭;根据生理功能可分为收缩性心力衰竭或舒张性心力衰竭。

一、慢性心力衰竭患者的护理

慢性心力衰竭是由于任何心脏结构或功能异常导致心室充盈或射血能力受损的一组复杂临床综合征,是一种不能根治的疾病。一旦开始,即使没有临床症状,也会不断向前进展,直至进入终末阶段。患者五年生存率与恶性肿瘤相当,重症患者一般存活不到 1 年。随着年龄的增长,心力衰竭发病率不断升高,50 岁年龄段患病率为 1%,80 岁年龄段患病率已升至 10%。目前,在世界范围内,心力衰竭已经成为主要的公共卫生问题之一。其死亡数量在心血管疾病中占 40%,住院率占 20%。慢性心力衰竭是大多数心血管疾病的最终归宿,也是最主要的死亡原因。我国与西方国家相比,引起心力衰竭的基础心脏病的构成比有所不同。在西方国家,以高血压、冠心病为主;在我国,过去以心瓣膜病为主,如今高血压、冠心病已成为心力衰竭的最常见病因,心瓣膜病和心肌病位于其后。

(一)病因与发病机制

1.基本病因

(1)原发性心肌损害。原发性心肌损害包括:缺血性心肌损害,如冠心病心肌缺血和(或)心肌梗死;心肌炎和心肌病,如病毒性心肌炎及原发性扩张型心肌病;心肌代谢障碍性疾病,以糖尿病心肌病最为常见;其他,如维生素 B_1 缺乏及心肌淀粉样变性等均属罕见。

(2)心脏负荷增加。

压力负荷(后负荷)增加:左心室压力负荷增加最常见于高血压、主动脉瓣狭窄等疾病;右心室压力负荷增加最常见于肺动脉高压、肺动脉瓣狭窄、肺栓塞等疾病。

容量负荷(前负荷)增加:血液反流,如二尖瓣关闭不全、主动脉瓣关闭不全等;先天性心脏病,如室间隔缺损、动脉导管未闭等。此外,伴有全身血容量增多或循环血量增多的疾病(如慢性贫血、甲状腺功能亢进症等)也导致心脏容量负荷增加。

2.诱因

有基础心脏病的患者,发生心力衰竭症状常由一些增加心脏负荷的因素诱发。常见的诱因有以下几点。

(1)感染。呼吸道感染是最常见、最重要的诱因,其次是感染性心内膜炎。

(2)心律失常。心房颤动是诱发心力衰竭的最重要因素。其他各种类型的快速性心律失常及严重的缓慢性心律失常也可诱发心力衰竭。

(3)血容量增加。如静脉输液或输血过快、过多。

(4)治疗不当。如不恰当停用利尿药物。

(5)其他。如生理或心理压力过大,妊娠或分娩,风湿性心脏瓣膜病出现风湿活动,原有心脏疾病合并甲状腺功能亢进或贫血等。

3.发病机制

心力衰竭的发病机制较为复杂,目前尚未完全阐明,无论是什么原因引起的心力衰竭,还是心力衰竭的不同发展阶段,其基本机制是心脏收缩和(或)舒张功能障碍,导致心脏的射血不能满足机体的需要。机体首先发生代偿机制,随着病情发展在某些诱因作用下进入失代偿。

(1)代偿机制。当心肌收缩力减弱时,为了保证正常的心排出量,机体通过以下的机制进行代偿。

Frank-Starling 机制:即增加心脏的前负荷,使回心血量增多,心室舒张末期容积增加,从而增加心排出量及提高心脏做功量。心室舒张末期容积增加,意味着心室扩张,舒张末压力也增高,心房压、静脉压也随之升高。

心肌肥厚:当心脏后负荷增高时,常以心肌肥厚作为主要的代偿机制。心肌肥厚时,心肌收缩力增强,克服后负荷阻力,心排出量在相当长时间内维持正常。心肌肥厚以心肌纤维增多为主,心肌细胞数目并不增多。细胞核及作为供给能源的物质线粒体增大和增多,但程度和速度均落后于心肌纤维的增多,心肌从整体上显得能源不足,继续发展可导致心肌细胞死亡。

神经体液的代偿机制:a.交感神经兴奋性增强。心力衰竭患者血中去甲肾上腺素水平升高,作用于心肌 β_1 肾上腺素能受体,增强心肌收缩力并提高心率,以提高心排出量。但同时周围血管收缩,增加心脏后负荷,心率加快,均使心肌耗氧量增加。此外,去甲肾上腺素对心肌细胞有直接的毒性作用,可促使心肌细胞凋亡,参与心脏重塑的病理过程。b.肾素-血管紧张素系统(RAS)激活。由于心排出量降低,导致肾血流量随之降低,RAS 被激活。一方面,使心肌收缩力增强,周围血管收缩维持血压,调节血液的再分配,保证心、脑等重要脏器的血液供应;另一方面,促进醛固酮的分泌,使水、钠潴留,增加总体液量及心脏前负荷。近年来的研究表明,RAS 被激活后,血管紧张素Ⅱ(AⅡ)及醛固酮分泌增加,使心肌、血管平滑肌、血管内皮细胞等发生一系列变化,称为细胞和组织的重塑。以上各种不利因素的长期作用形成恶性循环,加重心肌损伤和心功能恶化。

(2)心力衰竭时各种体液因子的改变。

心钠肽(atrial natriuretic peptide,ANP)和脑钠肽(brain natriuretic peptide,BNP):当心房压力增高、房壁受牵引时,ANP 分泌增加。其生理作用为扩张血管,增加排钠,对抗肾上腺素、肾素-血管紧张素等的水、钠潴留效应。正常人的 BNP 主要储存于心室肌内,其分泌量随心室充盈压的高低而变化,生理作用与 ANP 相似。心力衰竭时,心室壁张力增加,心室肌内 ANP 和 BNP 分泌明显增加,其增加的程度与心力衰竭的严重程度呈正相关。在心力衰竭状态下,循环中的 ANP 和 BNP 降解很快,其生理效应明显减弱。

精氨酸加压素(arginine vasopressin,AVP):由垂体分泌。具有抗利尿和收缩周围血管的作用。AVP 的释放受心房牵张受体的调节和控制,心力衰竭时心房牵张受体敏感性下降,使 AVP 的释放不能受到相应的抑制,导致水的潴留增加,且周围血管的收缩作用又使心脏后负荷增加。AVP 的效应对于心力衰竭早期有一定的代偿作用,而长期 AVP 的增加,其负面影响将使心力衰竭进一步恶化。

内皮素:是由血管内皮释放的肽类物质,具有较强的收缩血管作用。内皮素还参与心脏重塑过程。

(3)心肌损害和心室重塑。原发性心肌损害和心脏负荷过重使心脏功能受损,导致心室扩大或心室肥厚等各种代偿性变化,产生心室重构。目前大量的研究表明,心力衰竭发生发展的基本机制是心室重塑,肥厚心肌在长期负荷过重的状态下,能量相对及绝对的不足,能量的利用障碍导致心肌相对缺血、缺氧,最终导致心肌细胞死亡,继以纤维化。心肌细胞减少,使心肌整体收缩力下降;纤维化的增加又使心室的顺应性下降,重塑更趋明显,心肌收缩力不能发挥其应有的射血效应,故形成恶性循环,最后发展为不可逆的心肌损害终末阶段。

(二)临床表现

1.左心衰竭

左心衰竭以肺淤血和心排出量降低表现为主。

(1)症状。

呼吸困难:是左心衰竭最早出现的症状。其主要表现为劳力性呼吸困难、端坐呼吸、夜间阵发性呼吸困难或急性肺水肿。急性肺水肿是左心衰竭呼吸困难最严重的形式。

咳嗽、咳痰和咯血:咳嗽、咳痰为肺泡和支气管黏膜淤血所致,开始常发生在夜间,坐位或立位时可减轻或消失。痰呈白色泡沫状,有时痰中带血丝。当肺淤血明显加重或伴有肺水肿时,可咳粉红色泡沫样痰。

头晕、心慌、疲倦、乏力:心排出量不足致使器官组织灌注不足及代偿性心率加快而致上述症状。

少尿及肾功能损害症状:代偿期患者可出现夜尿增多;随着病情的发展,患者可出现少尿;长期慢性的肾血流量减少可出现血尿素氮、肌酐升高,甚至出现肾功能不全的相应症状。

(2)体征。

一般状况:脉搏加快,可出现交替脉;呼吸浅促;脉压减少,血压下降;合并感染者体温可升高;患者被迫取半坐卧位或端坐位。

肺部湿啰音:由于肺毛细血管压增高,液体可渗出到肺泡而出现湿啰音。肺部啰音多少及范围与肺淤血、呼吸困难的严重程度相关,重者出现哮鸣音。

心脏体征:除基础心脏病的固有体征外,慢性左心衰竭患者均有心脏扩大,肺动脉区第二心音亢进及舒张期奔马律。

2.右心衰竭

右心衰竭以体静脉淤血的表现为主。

（1）症状。

劳力性呼吸困难：右心衰竭呼吸困难常继发于左心衰竭。单纯性右心衰竭出现淤血性肝硬化、腹腔积液等导致腹压增加，以及出现明显的呼吸困难。

消化道症状：胃肠道及肝脏淤血可引起腹胀、食欲缺乏、恶心、呕吐等，是右心衰竭最常见的症状。

（2）体征。

水肿：首先出现在身体最低垂的部位，常有对称性、可压陷性，以双侧多见。若为单侧，则以右侧更为多见。主要是水钠潴留和静脉淤血使毛细血管内压增高所致。

肝脏体征：持续慢性右心衰竭可导致心源性肝硬化，肝脏因淤血、肿大常伴有压痛，晚期可出现黄疸和血清转氨酶升高、肝功能受损及大量腹腔积液。

颈静脉征：颈静脉搏动增强、充盈、怒张是右心衰竭时的主要体征，提示体循环静脉压增高；肝颈静脉反流征阳性则更具有特征性。

心脏体征：除基础心脏病的相应体征外，右心衰竭时因右心室显著扩大而出现三尖瓣关闭不全的反流性杂音。

3.全心衰竭

先发生左心衰竭继而出现右心衰竭，患者同时出现肺淤血和体循环淤血的表现。当右心衰竭出现后，右心排出量减少，阵发性呼吸困难等肺淤血症状反而有所减轻。

4.心功能评估

对心脏病患者的心功能状况给予评估可大体上反映病情的严重程度，对治疗措施的选择、劳动能力的评定、预后的判断等有着实用价值。

（三）实验室及其他检查

1.X线检查

（1）心影的大小及外形可为心脏病的病因诊断提供重要依据。

（2）肺淤血的有无及其程度直接反映心功能状态。Kerley B 线是在肺野外侧清晰可见的水平线状影，是肺小叶间隔内积液的表现，是慢性肺淤血的特征性表现。

2.心电图

心电图可显示左心室肥厚劳损、右心室肥大。

3.超声心动图

超声心动图比X线更准确地提供各心腔大小变化、心瓣膜结构及功能情况，评估心脏功能。

4.放射性核素检查

放射性核素心血管造影，除了有助于判断心室腔大小外，还可反映心脏收缩及舒张功能。

5.有创性血流动力学检查

有创性血流动力学检查为抢救心力衰竭患者提供可靠的血流动力学改变依据。目前，多采用漂浮导管在床边进行，测定各部位的压力及血液含氧量，直接反映左心功能。

6.其他

磁共振显像(MRI)检查、运动耐量与运动峰耗氧量测定均有助于心力衰竭的诊断。动脉血气分析等检查可协助明确临床诊断,并判断心力衰竭的严重程度、疗效及预后。

(四)诊断要点

(1)心力衰竭的诊断要综合病因、症状、体征及客观检查。

(2)左心衰竭的肺淤血可引起不同程度的呼吸困难,右心衰竭的体循环淤血引起的颈静脉怒张、肝大、水肿等是诊断心力衰竭的重要依据。

(五)治疗要点

治疗心力衰竭不能仅限于缓解症状,必须采取综合治疗措施,达到以下目的:①提高运动耐量,改善生活质量;②阻止或延缓心室重塑,防止心肌损害进一步加重;③降低病死率。

1.基本原因的治疗

控制高血压;应用药物、介入及手术治疗改善冠心病心肌缺血;慢性心瓣膜病的换瓣手术治疗;先天畸形的纠正手术等。

2.消除诱因

积极控制呼吸道感染;注意控制心率;注意检查并及时纠正甲亢、贫血等。

3.药物治疗

(1)利尿剂。利尿剂是心力衰竭治疗中最常用的药物,通过排钠、排水减轻心脏的容量负荷,对缓解淤血症状、减轻水肿有显著的效果。常用的排钾利尿剂有氢氯噻嗪、呋塞米(速尿);保钾利尿剂有螺内酯(安体舒通)、氨苯蝶啶等。

(2)血管扩张剂。血管扩张剂通过扩张容量血管和外周阻力血管而减轻心脏前、后负荷,减少心肌耗氧,改善心功能。常用药物包括:①降低前负荷的药物,以扩张静脉和肺小动脉为主,如硝酸甘油、硝酸异山梨酯;②降低后负荷的药物,以扩张小动脉为主,如血管紧张素转换酶抑制剂(ACEI),常用药物有贝那普利、卡托普利等;③同时降低前、后负荷的药物,可同时扩张小动脉及静脉,常用药物有硝普钠。

(3)洋地黄类药物。洋地黄可加强心肌收缩力,减慢心率,从而改善心力衰竭患者的心血流动力学变化。常用洋地黄制剂包括:①地高辛,适用于中度心力衰竭维持治疗,以减少洋地黄中毒的发生率;②毛花苷C(西地兰),适用于急性心力衰竭或慢性心力衰竭加重时,特别适用于心力衰竭伴快速心房颤动者;③毒毛花苷K,适用于急性心力衰竭。

(4)其他正性肌力药物。常用药物有β受体兴奋剂(如多巴胺、多巴酚丁胺)、磷酸二酯酶抑制剂(如米力农)等。

(六)常见护理诊断/问题

1.气体交换受损

气体交换受损与左心衰竭所致的肺循环淤血有关。

2.体液过多

体液过多与右心衰竭所致的体循环淤血、水钠潴留、低蛋白血症有关。

3.活动无耐力

活动无耐力与心排出量下降有关。

4.潜在并发症

常见的潜在并发症有洋地黄中毒。

(七)护理措施

1.一般护理

(1)休息与活动。休息是减轻心脏负荷的重要措施。静息与活动的方式、时间需根据心功能情况安排,坚持动静结合,循序渐进增加活动量。卧床者保持舒适体位,如呼吸困难者取坐位、半坐位,下肢水肿者抬高下肢等,鼓励患者经常变换体位等主动或进行被动的床上运动,以避免压疮、肺部感染、下肢静脉血栓形成、肌肉萎缩等并发症。若患者活动中有面色苍白、头晕、心悸、疲乏、呼吸困难、胸痛、低血压等症状时应停止活动,并协助患者卧床休息,医护人员与患者一起调整患者休息与活动计划。

(2)饮食护理。给予患者易消化、富含维生素、高蛋白、高纤维的食物,限制总热量的摄入,少量多餐,避免过饱,水肿者限盐、限水。

2.病情观察

(1)密切观察患者呼吸困难、发绀、水肿等症状、体征有无改善,监测血氧饱和度、血气分析等结果是否正常等。若病情加重或血氧饱和度降低到94%以下,应报告医生。

(2)观察用药效果及药物的不良反应,有无洋地黄中毒、低钾等表现。

3.症状、体征的护理

(1)水肿。观察水肿的部位、范围及其他受压处皮肤有无发红、破溃等现象的发生,用手指按压水肿部位5s后放开,观察压陷程度,观察水肿严重程度的变化。保持床褥柔软、平整、干燥,可加用海绵垫,严重水肿者可使用气垫床。保持皮肤清洁,嘱患者穿柔软、宽松的衣服和鞋袜。定时协助或指导患者更换体位。发生会阴部水肿时,应保持局部皮肤清洁、干燥,男患者可用托带支托阴囊部。遵医嘱使用利尿剂,观察用药后尿量、体重变化及水肿消退情况,监测有无电解质紊乱。用药后注意观察血压及心率的变化。

(2)呼吸困难。有明显呼吸困难者应卧床休息,以减轻心脏负担,有利于心功能恢复。劳力性呼吸困难者应减少活动量,以不引起症状为度。夜间阵发性呼吸困难者,加强夜间巡视,协助患者坐起。端坐呼吸者,加强生活护理,注意口腔清洁,协助大小便。患者应衣服宽松、盖被轻软,以减轻憋闷感。用药后观察患者呼吸困难有无改善,皮肤发绀是否减轻,血气分析结果是否正常等。

4.用药护理

(1)血管扩张剂。因血管扩张可致头痛、面红、心动过速、血压下降、直立性低血压等不良反应,注意掌握药物的量及给药途径,尤其是硝酸甘油、硝普钠等血管扩张剂静脉用药时,应严格掌握滴速、监测血压;硝普钠静脉给药注意避光且不宜长期应用,以免发生氰化物中毒。血管紧张素转换酶抑制剂可致蛋白尿、咳嗽、间质性肺炎、高钾血症等不良反应,应注意监测。

(2)利尿剂。利尿剂的主要不良反应为电解质紊乱。如袢利尿剂和噻嗪类利尿剂易致低钾血症,严重时伴碱中毒,从而诱发心律失常或洋地黄中毒,故应监测血钾浓度,观察有无乏力、腹胀、肠鸣音减弱等低钾血症的表现,同时多补充含钾丰富的食物,如菠菜、马铃薯、鲜橙汁、西红柿汁、香蕉、葡萄干、枣、杏、无花果等。必要时遵医嘱补充钾盐。口服补钾时间应在饭后进行,或将水剂与果汁同饮,以减轻胃肠道不适;噻嗪类的其他不良反应还有胃部不适、呕吐、腹泻、高血糖、高尿酸血症等。氨苯蝶啶的不良反应有胃肠道反应、嗜睡、乏力、皮疹,长期用药可产生高钾血症,尤其是伴肾功能减退、少尿或无尿者应慎用。螺内酯的不良反应有嗜睡、运动失调、男性乳房发育、面部多毛等,肾功能不全及高钾血症者禁用。另外,在非紧急情况下,利尿剂的应用时间选择早晨或日间为宜,避免夜间排尿过频而影响患者的休息。

(3)洋地黄。

注意事项:洋地黄用量个体差异很大,口服地高辛前应严密监测脉搏,预防洋地黄中毒,注意不与奎尼丁、普罗帕酮、维拉帕米、钙剂、胺碘酮等药物合用,以免增加药物毒性,长期使用地高辛的患者应定期监测血清地高辛浓度。

洋地黄毒性表现:洋地黄中毒最重要的反应是各类心律失常,最常见的是室性期前收缩,多呈二联律或三联律,其他如房性期前收缩、心房颤动、房室传导阻滞等;胃肠道反应,如食欲缺乏、恶心、呕吐等;神经系统表现,如头痛、乏力、头晕、视力模糊、黄视、绿视等,在维持用量给药时相对少见。

洋地黄中毒的处理:立即停用洋地黄;低血钾患者可口服或静脉补充氯化钾,及时停用排钾利尿剂;纠正快速性心律失常可用利多卡因或苯妥英钠,禁用电复律,因易致心室颤动,有传导阻滞及缓慢性心律失常的患者可用阿托品静脉注射或安置临时心脏起搏器。

输液护理:输液患者应加强巡视、控制输液量和滴速,并告诉患者及其家属此做法的重要性,以防其随意调快滴速,加重心脏负荷,诱发急性肺水肿。24h输液量应控制在1500mL以内为宜,输液滴速宜控制在每分钟20～30滴,必要时使用输液泵控制输液速度。

5.心理护理

由于心力衰竭患者病情易反复发作,从而影响日常生活及睡眠质量,导致患者产生焦虑、烦躁、痛苦悲观、失望等心理变化。应及时安慰患者及其家属,鼓励他们采取积极的态度面对疾病。促进其与自信的病友交流、沟通,提高患者战胜疾病的信心。

(八)健康指导

(1)疾病相关知识指导。与患者及家属一起制订活动目标和计划,根据患者身体情况确定活动的持续时间和频度,循序渐进增加活动量,制订活动计划,嘱患者饮食宜清淡、易消化、富营养,每餐不宜过饱,多食蔬菜、水果,防止便秘,戒烟酒。严格遵医嘱服药,不随意增减或撤换药物。教会患者服用地高辛前自测脉搏,当脉搏在60次/min以下时暂停服药,及时就诊。服用洋地黄者应会识别其中毒反应并及时就诊;服用血管扩张剂者,改变体位时动作不宜过快,以防止发生直立性低血压。

(2)嘱患者定期门诊随访,防止病情发展。

二、急性心力衰竭患者的护理

急性心力衰竭是指由于急性心脏病变引起心排出量显著、急骤降低而导致组织器官灌注不足和急性淤血综合征。临床上以急性左心衰竭较为常见,多表现为急性肺水肿或心源性休克,是临床最常见的急危重症之一,抢救是否及时、合理与预后密切相关。

(一)病因与发病机制

1.病因

心脏解剖或功能的突发异常,使心排出量急剧降低和肺静脉压突然升高这些均可导致急性左心衰竭。常见于以下几种疾病。

(1)急性心肌坏死或损伤类的疾病,如广泛前壁心肌梗死、急性重症心肌炎等。

(2)急性血流动力学障碍类疾病,如乳头肌梗死断裂、室间隔破裂穿孔等。

(3)慢性心力衰竭急性加重,诱发因素有肺部感染、输液过多过快、精神负荷增加等。

(4)其他,高血压心脏病血压急剧升高、高血压危象等。

2.发病机制

心脏收缩力突然严重减弱,或左室瓣膜急性反流,心排出量急剧减少,左室舒张末压迅速升高,肺静脉回流不畅。由于肺静脉压快速升高,肺毛细血管压随之升高,使血管内液体渗入肺间质和肺泡内形成急性肺水肿。肺水肿早期可因交感神经激活,血压升高,随着病情持续进展,血管反应减弱,血压逐步下降。

(二)临床表现

1.症状

患者突发严重呼吸困难,呼吸频率常达 30~40 次/min,出现强迫坐位、面色苍白、发绀、大汗、烦躁、频繁咳嗽,咳粉红色泡沫痰。发病开始可有一过性血压升高,若病情持续发展,血压可逐渐下降直至休克。严重者可因脑缺氧而致神志模糊。

2.体征

听诊时两肺满布湿啰音和哮鸣音,心尖部第一心音减弱,频率快,可闻及舒张期奔马律,肺动脉瓣第二心音亢进。

(三)诊断要点

根据典型症状与体征,一般不难做出诊断。

(四)抢救配合

1.体位

立即协助患者取坐位、双腿下垂,注意防止跌倒受伤。

2.氧疗

立即给予高流量氧气(6~8L/min)吸入,并通过 30%~50%乙醇湿化,使肺泡内泡沫的表面张力降低而破裂,以利于改善肺泡通气,注意要间歇吸氧。若 $PaO_2 < 60mmHg$,应予以机械通气辅助呼吸,包括持续气道正压通气(CPAP)或无创性正压机械通气(NIPPV),必要时使用气管插管通气。

3.用药护理

迅速建立 2 条静脉通道,遵医嘱正确、及时使用药物,观察药物疗效及不良反应。

(1)吗啡。吗啡可使患者镇静,降低心率,同时扩张小血管而减轻心脏负荷,临床上以吗啡 3~5mg 皮下注射或静脉推注,必要时可重复使用一次,但肺水肿伴颅内出血、神志障碍、慢性肺部疾病时禁用,以免抑制呼吸,老年患者应减量或肌内注射。注意观察患者有无心动过缓或呼吸抑制。

（2）快速利尿剂。例如，呋塞米可降低心脏前负荷，20～40mg 静脉注射，10min 内起效，4h 后可重复 1 次。

（3）血管扩张剂。可选用硝酸甘油、硝普钠或酚妥拉明静脉滴注，严密监测血压，有条件者用输液泵控制滴速，并根据血压调整剂量。

（4）洋地黄制剂。洋地黄制剂适用于快速心房颤动或已知有心脏增大伴左心室收缩功能不全的患者。可用毛花苷 C 稀释后缓慢静脉推注，推注时注意监测患者脉搏。

（5）氨茶碱。氨茶碱对解除支气管痉挛有效，并有一定的正性肌力及扩张血管、利尿的作用。静脉给药时注意速度。

4.病情观察

严密监测患者的血压、呼吸、血氧饱和度、心率、心电图，检查血电解质、血气分析等，对安置漂浮导管者应监测血流动力学指标的变化，记录 24 小时出入量。观察呼吸频率和深度、意识、精神状态、皮肤颜色及温度、肺部啰音的变化。

5.心理护理

恐惧或焦虑可导致交感神经兴奋性增高，加重呼吸困难。医护人员在抢救时要做到：①保持镇静、操作熟练、忙而不乱，使患者产生信任、安全感；②避免在患者面前讨论病情，以减少误解；③指导患者进行自我心理调整，如深呼吸、放松疗法等；④向患者说明恐惧对病情的不良影响，如增加心脏负荷、诱发心律失常、加重支气管痉挛等，使患者主动配合治疗，保持情绪稳定。

（五）健康指导

（1）向患者及其家属讲解导致本病的诱因，并指导患者尽量避免诱发因素的影响。

（2）嘱患者在静脉输液前主动告诉护士自己有心脏病史，便于护士在输液时控制输液量及速度。

第二节　心律失常的护理

心律失常是指心脏冲动的起源部位。心搏频率、节律及冲动传导的异常。可由各种器质性心血管病、药物中毒、电解质和酸碱平衡失调等因素引起，部分心律失常也可因自主神经功能紊乱所致。

一、分类

（一）按发生原理分类

心律失常按其发生原理可分为激动起源异常和激动传导异常两类。

（二）按心率快慢分类

心律失常可按其发作时心率的快慢分为快速性心律失常和缓慢性心律失常两大类。

二、发生机制

（一）激动形成异常

在正常情况下，窦房结自律性最高，是激动的起源。当自主神经系统兴奋性改变或其内在发生病变,均可导致多处具有自律性的心肌细胞不适当地发放冲动。此外,原来无自律性的心肌细胞(如心房细胞、心室细胞)亦可在心肌缺血、电解质紊乱、儿茶酚胺增多等病理状态下出现异常自律性的形成。

(二)激动传导异常

折返是所有快速性心律失常中最常见的发生机制。激动在环内反复循环,产生持续而快速的心律失常。产生折返的基本条件是传导异常,包括:①心脏 2 个或多个部位的传导性与不应期各不相同,相互连接形成 1 个闭合环;②其中一条通道发生单向传导阻滞;③另一条通道传导缓慢,使原先发生阻滞的通道有足够时间恢复兴奋性;④原先阻滞的通道再次激动,从而完成 1 次折返激动。

三、窦性心律失常

凡起源于窦房结的心律,称为窦性心律。窦性心动过速、窦性心动过缓、窦性心律不齐、窦性停搏及病态窦房结综合征均属窦性心律失常。窦性心律的心电图特点为:P 波规律出现,且 P 波形态表明激动来自窦房结(P 波在 Ⅰ、Ⅱ、aVF、$V_4 \sim V_6$ 直立,在 aVR 倒置)。正常成人窦性心律的频率一般为 60~100 次/min。

(一)窦性心动过速

成人窦性心律的频率>100 次/min,称为窦性心动过速。窦性心动过速时,P-R 间期、QRS 及 Q-T 时限都相应缩短,有时可伴有继发性 ST 段轻度压低和 T 波振幅偏低。窦性心动过速常见于运动、精神紧张、发热、甲状腺功能亢进、贫血、失血、心肌炎和应用肾上腺素类药物作用等情况。窦性心动过速的治疗主要是祛除诱因,如止痛、控制感染、纠正贫血、改善心功能、控制甲状腺功能亢进等,必要时可适当予以 β 受体阻滞剂治疗。

(二)窦性心动过缓

窦性心律的频率<60 次/min 时,称为窦性心动过缓。老年人和运动员心律相对较缓。颅内压增高、甲状腺功能低下或使用 β 受体阻滞剂等均可引起窦性心动过缓。窦性心动过缓若心率不低于 40 次/min,且无症状时,可不进行治疗。严重窦性心动过缓者,若经治疗无效或不能改善者,需安装起搏器,防止发生心功能不全。

(三)窦性停搏

窦性停搏亦称窦性静止,是指在规律的窦性心律中,有时因迷走神经张力增大或窦房结障碍,在一段时间内窦房结停止发放激动,心电图上见规则的 P-P 间距中突然出现 P 波脱落,形成长 P-P 间距,且长 P-P 间距与正常 P-P 间距不成倍数关系。窦性停搏后常出现逸搏或逸搏心律。治疗见病态窦房结综合征。

(四)病态窦房结综合征

起搏传导系统退行性病变及冠心病、心肌炎(尤其是病毒性心肌炎)、心肌病等疾病,可累及窦房结及其周围组织,从而产生一系列缓慢窦性心律失常,并引起头昏、黑矇、昏厥等临床表现,称为病态窦房结综合征(sick sinus syndrome,SSS)。其主要的心电图表现包括:①持续的窦性心动过缓,心率<50 次/min,且不易用阿托品等药物纠正;②窦性停搏或窦房传导阻滞;③在显著的窦性心动过缓的基础上,常出现室上性快速心律失常(房速、房扑、房颤等),又称快慢综合征;④若病变同时累及房室交界区,则发生窦性停搏时,可长时间不出现交界性逸搏,或

伴有房室传导障碍,即称为双结病变。治疗要点:①无症状者定期随诊观察;②病变严重者可发生心脏停搏或猝死,应及时安装人工起搏器;③快慢综合征可联合使用抗心律失常药。

四、房性心律失常

(一)房性期前收缩

房性期前收缩(atrial premature beats,APB)又称房性早搏、房早。它是起源于心房任何部位的主动性异位心脏冲动,非常普遍。房性期前收缩为提早出现的 QRS 波,其前有一异形 P 波,其后有一不完全代偿期,QRS 波形多与正常 QRS 波形一致。患者主要表现为心悸、心脏"停跳"感,期前收缩次数过多时自觉"心跳很乱",可有胸闷、心前区不适、头昏、乏力、摸脉有间歇等,也有无症状者。房性期前收缩一般不需要特殊治疗。症状明显者或因此触发室性期前收缩时,应给予 β 受体阻滞剂、普罗帕酮等药物治疗。

(二)房性心动过速

房性心动过速简称房速。根据发生机制与心电图表现的不同,可分为自律性房性心动过速、折返性房性心动过速与紊乱性房性心动过速 3 种。

房速常见于心肌梗死、慢性阻塞性肺疾病、大量饮酒、代谢障碍、洋地黄中毒,特别是伴有低血钾时,也可见于无器质性心脏病的少年及儿童。心电图特征:①心房率通常为 150～200 次/min;②P 波形态与窦性者不同;③常出现二度房室传导阻滞;④P 波之间等电位线存在;⑤刺激迷走神经不能终止心动过速,反而加重房室传导阻滞;⑥发作时心率逐渐加速。

患者可有胸闷、心悸,症状不明显者无须紧急处理。洋地黄引起者、心室率超过 140 次/min、伴有心力衰竭、休克时应:①立即停用洋地黄;②若血清钾不升高,首选氯化钾口服或静脉滴注氯化钾,同时进行心电图监测,以避免出现高血钾;③已有高血钾者,可选用普萘洛尔、苯妥英、普鲁卡因胺与奎尼丁。心室率不快者,仅需停用洋地黄。非洋地黄引起者,应积极治疗原发病,同时口服或静脉注射洋地黄,若未能转复窦性心律,可应用奎尼丁、丙吡胺、普鲁卡因胺、普罗帕酮或胺碘酮。

(三)心房扑动

心房扑动简称房扑,多见于器质性心脏病,如冠心病、高血压、肺心病、肺栓塞、病态窦房结等。典型的心电图特征是 P 波消失,代以形态、间距及振幅均绝对整齐呈锯齿状的 F 波,频率250～350 次/min,多为 2∶1 传导。心房扑动伴室内差异传导,束支传导阻滞或预激综合征时,应注意与室性心动过速鉴别。治疗要点:应积极治疗原发病。房扑的药物治疗效果有限,同步直流电复律是终止房扑的最有效方法,一般用 50～100WS,成功率为 100%,经导管射频消融术治疗效果好,多数患者可根治。

(四)心房颤动

心房颤动简称房颤,是最常见的持续性心律失常,随着年龄增长房颤的发生率增加。房颤常见的病因包括高血压性心脏病、冠心病、心脏外科手术、瓣膜病、心力衰竭、心肌病、先天性心脏病、肺动脉栓塞、甲状腺功能亢进症等,饮酒、精神紧张、水电解质紊乱、严重感染等可引起房颤。典型的心电图特征是:①P 波消失,代之以 f 波;②f 波频率为 350～600 次/min,其大小、形态和振幅不同;③心室率绝对不规则,未治疗时通常为 100～160 次/min,当发生完全性房室传导阻滞时,心室率可完全均齐;④QRS 波群形态正常,当发生室内差异性传导时,QRS 波群可宽大畸形。房颤时心房丧失收缩功能,血液容易在心房内淤滞而形成血栓,血栓脱落后可随着血液至全身各处,导致脑栓塞、肢体动脉栓塞等。治疗原则:①恢复窦性心律。可采用普罗帕酮或氟卡尼顿服,或氟卡尼、多非利特、普罗帕酮、伊布利特和胺碘酮静脉给药,或药物加同步直流电复律。②控制快速心室率。常用药物有β受体阻滞剂、钙通道拮抗剂、洋地黄、胺碘酮。③防止血栓形成和脑卒中。房颤患者如果有下列情况,应当进行抗凝治疗:年龄≥65岁;以前有过脑卒中病史或者短暂脑缺血发作;充血性心力衰竭;高血压;糖尿病;冠心病;左心房扩大;超声心动图发现左心房血栓。

五、房室交界区性心律失常

(一)阵发性室上性心动过速

阵发性室上性心动过速(paroxysmal supraventricular tachycardia,PSVT)简称室上速,是指起源于心房或房室交界区的心动过速,大多数是由于折返激动所致,少数由自律性增加和触发活动引起。一般患者无器质性心脏病表现。发作时患者常有心悸、胸闷、头晕等,心绞痛心力衰竭、休克者少见。典型的心电图特点是:连续 3 个以上迅速出现 QRS 波,频率150~250 次/min。R-R 间距相等,P 波为逆行波,常埋于 QRS 波群中。常用治疗方法:①刺激迷走神经。②药物首选腺苷静脉注射,无效者采用维拉帕米静脉注射;毛花苷 C(西地兰)对于 PSVT 伴心功能不全者应首选;低血压者选用升压药物。③超速或配对起搏各种药物治疗无效者,可经食管或心房内超速或配对起搏以终止心动过速发作。④紧急情况时(如急性心力衰竭、休克等)可用同步直流电复律。⑤预防复发:优先考虑使用经导管射频消融术。洋地黄、长效钙通道阻滞剂、普罗帕酮等可供选用。

(二)预激综合征

预激是一种房室传导的异常现象,冲动经附加通道下传,提早兴奋心室的一部分或全部,引起部分心室肌提前激动称为预激综合征(pre-excitation syndrome)或 WPW(Wolf-Parkinson-White)综合征,常合并心动过速发作。患者大多无器质性心脏病。单纯预激并无症状。并发室上性心动过速与一般室上性心动过速相似。心电图表现:①PR 间期缩短至 0.12s以下;②QRS 时限延长达 0.11s 以上;③QRS 波群起始部粗钝,与其余部分形成顿挫,即所谓预激;④继发性 ST-T 波改变。房结、房希旁道 PR 间期少于 0.12s,大多在 0.10s;QRS 波群正常,无预激波。结室、束室连接 PR 间期正常,QRS 波群增宽,有预激波。预激本身不需特殊治疗,并发室上性心动过速时,治疗同一般室上性心动过速。

六、室性心律失常

(一)室性期前收缩

室性期前收缩(premature ventricular beats)即室性早搏,简称室早,是临床上非常常见的心律失常,其发生于正常健康人群和各种心脏病患者。室性早搏的临床症状有很大的变异性,从无症状、轻微心悸不适,到期前收缩触发恶性室性心律失常而致昏厥或黑矇,且其临床症状与预后并无平行关系。典型心电图:QRS 波提早出现,其形态异常,时限大多>0.12s,T 波与QRS 波主波方向相反,ST 段随 T 波移位,其前无 P 波,室性早搏后见完全性代偿间歇。室性期前收缩的类型有:①期前收缩孤立出现;②期前收缩规律出现,如每个窦性心律后跟随一个室性期前收缩称为二联律,每 2 个窦性心律后跟随一个室性期前收缩称为三联律,依此类推;

③连续 2 个室性期前收缩称为成对室性期前收缩;④室性期前收缩的 R 波落在前一个 QRS—T 波群的 T 波上,称为 Ron-T 现象;⑤同一导联内室性期前收缩形态相同为单形性室性期前收缩,形态不同称为多形或多源性室性期前收缩。无器质性心脏病的室性期前收缩无须治疗。有器质性心脏病,认为是具有潜在恶性或恶性室性期前收缩者必须治疗。除针对病因进行治疗外,可选用抗心律失常药物治疗,多选用作用于心室的Ⅰ类和Ⅲ类药。

(二)室性心动过速

室性心动过速(ventricular tachycardia,VT)简称室速,是指连续出现 3 个或 3 个以上的自发性室性电除极活动,包括单形非持续性、持续性室性心动过速及多形室性心动过速。室性心动过速常见于各种器质性心脏病,如冠心病、心肌病、心力衰竭、心瓣膜病等,也可见于非器质性心脏病者,如代谢障碍、电解质紊乱、长 QT 间期综合征等。非持续性室速可无临床症状,持续性室速患者常伴有明显的血流动力学障碍与心肌缺血。典型心电图特征:①3 个及以上的室性期前收缩连续出现。②QRS 波群形态畸形,时限超过 0.12s;ST—T 波方向与 QRS 波群主波方向相反。③心室率通常为 100～250 次/min;心律规则或略不规则。④心房独立活动与 QRS 波群无固定关系,形成房室分离。⑤通常发作突然开始。⑥心室夺获与室性融合波:室速发作时少数室上性冲动可下传心室,产生心室夺获,表现为在 P 波之后,提前发生一次正常的 QRS 波群。室性融合波的 QRS 波群形态介于窦性与异位心室搏动之间,其意义为部分夺获心室。心室夺获与室性融合波的存在对确立室速诊断提供重要依据。治疗原则:①非持续性室速无症状者,处理同室性期前收缩;②持续性室速或有器质性心脏病者应给予治疗;③终止室速发作可选用胺碘酮、利多卡因或普鲁卡因胺静脉注射,无效可采用同步直流电复律;④预防复发。

(三)心室扑动与心室颤动

心室扑动简称室扑,心室颤动简称室颤,室扑通常为室颤的前奏。室扑和室颤是心室快而弱的无效性收缩,是严重的致命性的心律失常,常见于缺血性心脏病。临床表现为患者突然意识丧失、抽搐、呼吸停止,脉搏触不到、血压测不到、心音听不到。典型心电图表现:室扑时,QRS 波群和 T 波难以辨认,代之以较为规则、振幅高大的正弦波群,频率为 150～300 次/min;室颤时,正弦波形低小不整齐,频率为 200～500 次/min。应立即对患者进行非同步直流电复律,并配合心肺复苏。

七、心脏传导阻滞

冲动在心脏传导系统的任何部位传导均可发生阻滞。例如,发生在窦房结与心房之间称为窦房传导阻滞;在心房与心室之间称为房室传导阻滞;位于心房内称为房内阻滞;位于心室内称为室内传导阻滞。按照传导阻滞的严重程度一般分为 3 度。一度传导阻滞表现为传导时间延长。二度传导阻滞分为 2 型:莫氏Ⅰ型(文氏现象)和Ⅱ型。Ⅰ型阻滞表现为传导时间进行性延长,直至一次冲动不能传导;Ⅱ型表现为间歇出现的传导阻滞。三度又称完全性传导阻滞,此时全部冲动均不能被传导。本节主要介绍房室传导阻滞。

房室传导阻滞(atrioventricular block,AVB)是指窦房结发出冲动在从心房传到心室的过程中,部分或完全,暂时或永久性的阻滞。

(一)病因

1.生理性原因

正常人或运动员可出现文氏型房室传导阻滞,常发生在夜间,与迷走神经张力增高有关。

2.病理性原因

病理性原因包括急性心肌梗死、冠状动脉痉挛、病毒性心肌炎、急性风湿热、先天性心血管病、原发性高血压、电解质紊乱、药物中毒等。

(二)临床表现及心电图特点

1.一度房室传导阻滞

心电图表现为 PR 间期延长,但每个冲动均能下传,患者常无症状,听诊时心尖部第一心音减弱。

2.二度Ⅰ型房室传导阻滞

PR 间期进行性延长,相邻的 RR 间期进行性缩短,直至一个 P 波受阻不能下传。患者可有心搏暂停感觉,二度Ⅱ型房室传导阻滞 PR 间期恒定不变,心房冲动传导突然阻滞。患者常疲乏、头昏、昏厥、抽搐和心功能不全,常在较短时间内发展为完全性房室传导阻滞,听诊时心律整齐与否,取决于房室传导比例的改变。

3.三度房室传导阻滞

三度房室传导阻滞即完全性房室传导阻滞。心房与心室活动互不相关,心房率快于心室率。患者症状取决于是否建立了心室自主节律及心室率和心肌的基本情况,如心室自主节律未及时建立则出现心室停搏,自主节律点较高(如恰位于希氏束下方),心室率较快达 40～60 次/min,患者可能无症状,双束支病变者心室自主节律点甚低,心室率在 40 次/min 以下,可出现心功能不全、脑缺血综合征或猝死,心室率缓慢常引起收缩压升高和脉压增宽。

(三)治疗要点

针对不同病因进行治疗。一度和二度Ⅰ型房室传导阻滞,若患者心室率不太慢,无须治疗;二度Ⅱ型和三度房室传导阻滞,若患者心室率慢或发生血流动力学障碍,应给予心脏起搏治疗。阿托品、异丙肾上腺素仅适用于无心脏起搏条件者。

八、心律失常患者的护理

(一)常见护理诊断/问题

(1)活动无耐力。活动无耐力与心律失常导致心悸或心排出量减少有关。

(2)焦虑。焦虑与心律失常反复发作有关。

(3)潜在并发症。常见的并发症有猝死。

(二)护理措施

1.一般护理

(1)活动与休息。偶发、无器质性心脏病的心律失常者,不需卧床休息,注意劳逸结合;有血流动力学改变的轻度心律失常患者应适当休息,避免劳累;严重心律失常者应卧床休息。

(2)饮食。按心血管系统疾病护理常规。

(3)用药护理。①遵医嘱用药;②注意不同抗心律失常药物的适应证与不良反应,如利多卡因可致头晕、嗜睡、视力模糊、抽搐和呼吸抑制,因此静脉注射累积不宜超过 300mg/2h;苯妥英钠可引起皮疹,普罗帕酮易致恶心、口干、头痛等,故宜饭后服用;奎尼丁可出现神经系统方面改变,同时可致血压下降、QRS增宽。QT间期延长,故给药时须定期测心电图、血压、心率,若血压下降、心率慢或不规则应暂时停药。

2.病情观察

密切观察患者心律、心率、血压、血氧饱和度等变化。

(1)当心电图或心电监护中发现以下任何一种心律失常,应及时与医师联系,并准备急救处理。①频发室性期前收缩(每分钟5次以上)或室性期前收缩星二联律;②连续出现2个以,上多源性室性期前收缩或反复发作的短阵室上性心动过速;③室性期前收缩落在前一搏动的T波之上;④心室颤动或不同程度房室传导阻滞。

(2)当心率大于每分钟160次时应及时处理。

(3)当患者收缩压低于80mmHg,脉压小于20mmHg,面色苍白,脉搏细速,出冷汗,神志不清,四肢厥冷,尿量减少,应立即进行抗休克处理。

3.对症处理

(1)阿一斯综合征抢救配合。患者意识丧失,昏迷或抽搐,此时大动脉搏动消失,心音消失,血压测不到,呼吸停止或发绀,瞳孔放大。①叩击心前区和进行胸外心脏按压,通知医师,并备齐各种抢救药物及用品。②静脉推注异丙肾上腺素或阿托品。③心室颤动时积极配合医师作电击除颤,或安装人工心脏起搏器。

(2)心搏骤停抢救配合。患者突然意识丧失、昏迷或抽搐,此时大动脉搏动消失,心音消失,血压为0,呼吸停止或发绀,瞳孔放大。①同"阿 斯综合征抢救配合";②给氧,保持呼吸道通畅,必要时配合医师行气管插管及应用辅助呼吸器,并做好护理;③建立静脉通道,准确、迅速、及时地遵医嘱给药;④脑缺氧时间较长者,头部可置冰袋或冰帽;⑤注意保暖,防止并发症;⑥监测记录24小时液体出,入量,必要时留置导尿;⑦严密观察病情变化,及时填写特别护理记录单。

(三)健康指导

(1)积极治疗各种器质性心脏病,调整自主神经功能。

(2)避免情绪波动,戒烟、酒,不宜饮浓茶、咖啡。

(3)坚持服药,不随意增、减药量或中断治疗。

(4)加强锻炼,预防感染。

(5)定期随访,监测心电图,随时调整治疗方案。

(6)安装人工心脏起搏器患者应随身携带诊断卡、异丙肾上腺素(或阿托品)等。

第三节 冠状动脉粥样硬化性心脏病的护理

冠状动脉粥样硬化性心脏病简称冠心病,是指由于脂质代谢不正常,血液中的脂质沉着在动脉内膜上,造成动脉腔狭窄,血流受阻或冠状动脉功能性改变(痉挛)导致心肌缺血或坏死引起的心脏病。冠心病的原因尚不明确,目前认为可能是多种因素综合作用的结果。

认为本病发生的危险因素包括:年龄、性别(45岁以上的男性、55岁以上或者绝经后的女性),家族史(父兄在55岁以前,母亲或姐妹在65岁前死于心脏病),血脂异常(低密度脂蛋白胆固醇LDL-C过高,高密度脂蛋白胆固醇HDL-C过低),高血压,糖尿病,吸烟,超重,肥胖,痛风,不运动等。世界卫生组织(WHO)将冠心病分为无症状性心肌缺血、心绞痛、心肌梗死、缺血性心肌病、猝死5种类型。其中,最常见的是心绞痛型,最严重的是心肌梗死和猝死2种类型。

一、心绞痛概述

心绞痛是指由于冠状动脉粥样硬化、狭窄导致冠状动脉供血不足,心肌暂时缺血与缺氧引起的以心前区疼痛为主要临床表现的一组综合征。其特点为发作性前胸压榨性疼痛,可伴有其他症状,疼痛主要位于胸骨后部,可放射至心前区与左上肢,常发生于劳动或情绪激动时,持续数分钟,休息或用硝酸酯制剂后消失。本病多见于男性,多数患者在40岁以上,劳累、情绪激动、饱食、受寒、阴雨天气、急性循环衰竭等为常见的诱因。

(一)病因与发病机制

心绞痛的发病原因是心肌供血的绝对或相对不足。因此,各种减少心肌血液(血氧)供应(如血管腔内血栓形成、血管痉挛)和增加氧消耗(如运动、心率增快)的因素,都可诱发心绞痛。心肌供血不足主要源于冠心病。有时,其他类型的心脏病或失控的高血压也能引起心绞痛。疼痛的发生机制,可能是心肌无氧代谢产物(如乳酸、丙酮酸等酸性物质)或类似激肽的多肽类物质刺激心脏内传入神经末梢所致,且常传到相同脊髓段的皮肤浅表神经,引起疼痛放射。

(二)临床表现

1.典型心绞痛症状

突然发生的位于胸骨体上段或中段之后的压榨性、闷胀性或窒息性疼痛,亦可能波及大部分心前区,可放射至左肩、左上肢前内侧,达无名指和小指,偶可伴有濒死感,往往迫使患者立即停止活动,重者还出汗。疼痛历时1~5min,很少超过15min;休息或含服硝酸甘油,疼痛在1~2min内(很少超过5min)消失。常在劳累、情绪激动、受寒、饱食、吸烟时发生,贫血、心动过速或休克亦可诱发。

2.不典型的心绞痛症状

疼痛可位于胸骨下段、左心前区或上腹部,放射至颈、下颌、左肩胛部或右前胸,疼痛可很快消失或仅有左前胸不适、发闷感,常见于老年患者或者糖尿病患者。

(三)实验室及其他检查

1.心电图

心电图是诊断心肌缺血最常用的无创性检查,发作时心电图检查可见以R波为主的导联中,ST段压低,T波平坦或倒置(变异型心绞痛者则有关导联ST段抬高),发作过后数分钟内逐渐恢复。心电图无改变的患者可考虑做负荷试验。

2.X线检查

X线检查可无异常发现,部分患者可见心影增大、主动脉增宽、肺充血等改变。

3.放射性核素检查

放射性核素检查可显示心肌缺血区的部位和范围。

4.冠状动脉造影

通过向冠状动脉内注入造影剂,可显示出左、右冠状动脉及其分支内的阻塞性病变,具有确诊价值。

5.血管内超声显像

将微型超声探头通过心导管送入冠状动脉,能同时了解到冠脉腔狭窄情况和管壁的病变情况。

6.血管镜

血管镜可直接观察冠脉腔,尤其适用于血栓性病变。

(四)诊断要点

据典型的发作特点和体征,含服硝酸甘油后缓解,结合年龄和存在冠心病易患因素,除外其他原因所致的心绞痛,一般即可确立诊断。发作不典型者,诊断要依靠观察硝酸甘油的疗效和发作时心电图的改变;若仍不能确诊,可多次复查心电图、心电图负荷试验或24h动态心电图连续监测,若心电图出现阳性变化或负荷试验诱致心绞痛发作时亦可确诊。根据加拿大心血管协会(CCS)心绞痛严重程度分级,共分为以下4级。

Ⅰ级:一般活动不引起心绞痛发作,强度大、速度快、时间长的体力活动引起发作。

Ⅱ级:一般体力活动轻度受限制,在快步走、饭后、冷风、紧张时更明显。一般平地步行200m以上或登楼1层以上受限。

Ⅲ级:一般体力活动显著受限,以一般速度平步行走200m,或上1层楼即可引起心绞痛发作。

Ⅳ级:所有活动可引起心绞痛,甚至休息时也有发作。

(五)治疗要点

1.发作时的治疗

(1)休息。发作时立刻休息,患者一般在停止活动后症状即可缓解。

(2)药物治疗。较重的发作,可使用作用快的硝酸酯制剂。其中,最常用的是硝酸甘油片,舌下含服,1～2min开始起作用,约半小时后作用消失;也可选用硝酸异山梨酯,舌下含服,2～5min见效;另外还可选用亚硝酸异戊酯0.2mL(1支)用手绢包裹压碎后,吸入其挥发气体。

2.缓解期的治疗

尽量避免各种诱因:进食不应过饱;禁绝烟酒;减轻精神负担;保持适当的体力活动等。缓解期药物治疗基本原则是:选择性地扩张病变的冠脉血管;降低血压;改善动脉粥样硬化。

(1)硝酸酯制剂。内皮依赖性血管扩张剂,减少心肌需氧、改善心肌灌注,从而改善心绞痛症状。常用药物有硝酸异山梨醇、戊四硝酯、长效硝酸甘油制剂。

(2)β受体阻滞剂。β受体阻滞剂可作为起始治疗药物,根据症状和心率调整剂量。具有阻断拟交感胺类对心率和心收缩力受体的刺激作用,减慢心率,降低血压,减低心肌收缩力和耗氧量,从而缓解心绞痛的发作。此外,还减低运动时血流动力的反应,使在同一运动量水平上心肌耗氧量减少;使不缺血的心肌区小动脉(阻力血管)缩小,从而使更多的血液通过极度扩张的侧支循环(输送血管)流入缺血区。常用制剂包括:①普萘洛尔,逐渐增加剂量;②氧烯洛尔;③阿普洛尔;④吲哚洛尔;⑤索他洛尔;⑥美托洛尔;⑦阿替洛尔;⑧醋丁洛尔;⑨纳多洛尔等。

(3)钙通道阻滞剂。钙通道阻滞剂治疗变异型心绞痛的疗效最好。本类药物抑制钙离子进入细胞内,也抑制心肌细胞兴奋—收缩耦联中钙离子的利用,从而抑制心肌收缩,减少心肌耗氧;同时扩张冠状动脉,解除冠状动脉痉挛,改善心内膜下心肌的血供;扩张周围血管,降低动脉血压,减轻心脏负荷;还降低血液黏度,抗血小板聚集,改善心肌的微循环。常用制剂有维拉帕米、硝苯地平、地高辛制剂等。

本类药物可与硝酸酯同服。其中,硝苯地平尚可与β受体阻滞剂同服,但维拉帕米与β受体阻滞剂合用时则有过度抑制心脏的危险。停用本类药物时也宜逐渐减量然后停服,以免发生冠状动脉痉挛。

(4)其他药物。阿司匹林、氯吡格雷抗血小板聚集;他汀类药物有效降低总胆固醇和低密度脂蛋白,延缓斑块进展;虾青素、花青素等天然抗氧化剂已经被许多国家作为防治冠心病的首选药物;中医以"活血化瘀""芳香温通""祛痰通络"为常用治疗。

(5)非药物治疗。①运动锻炼疗法,稳定型心绞痛患者可每天进行有氧运动30min,每周不少于5d;②血管重建治疗,常用的治疗方法有经皮冠状动脉介入治疗和冠状动脉旁路移植术等;③增强型体外反搏。

二、急性心肌梗死概述

心肌梗死(myocardial infarction,MI)是指在冠状动脉病变的基础上,状动脉供血急剧减少或中断,使相应部位心肌发生严重持久的缺血性损伤和坏死。急性心肌梗死(acute myocardial infarction,AMI)表现为剧烈持久的胸骨后疼痛、特征性心电图改变和血清酶增高,并可有严重心律失常、休克、心力衰竭等表现,是冠心病的严重类型。

(一)病因与发病机制

急性心肌梗死的基本病因是冠状动脉粥样硬化。当病变使冠状动脉严重狭窄或闭塞而其侧支循环未及时、充分建立时,心肌的血液供给明显不足,在此基础上,一旦冠状动脉因某些因素,如体力与精神负荷过重(饱餐、高脂饮食、用力大便)、管腔内血栓形成、低血压与休克、严重心律失常等致血流急剧减少甚至中断,心肌出现严重而持久的急性缺血而发生梗死。

(二)临床表现

1.先兆

多数患者发病前数日有乏力、胸闷、心悸、气急、烦躁等前驱症状。其中,以新发生的心绞痛或原有心绞痛加重最为突出。心绞痛发作比以往更频、更剧,持续时间更长,硝酸甘油疗效差。

2.症状

(1)疼痛。疼痛是最早和最突出的症状,表现特点包括:①清晨或静息时发生,无明显诱因;②疼痛剧烈,常伴大汗,难以忍受,需用麻醉性强的镇痛药才能缓解;③持续时间更长,可达半小时或数日;④患者常烦躁不安;⑤疼痛范围广,包括整个心前区,可放射至颈、上腹、背部等处;⑥休息和含用硝酸甘油多数无效。临床约有 1/3 的患者疼痛位于上腹部,易被误认为胃穿孔、急性胰腺炎等。发生于糖尿病或老年人的心肌梗死可无疼痛或仅有胸闷,称为无痛性心肌梗死,可一开始即出现休克和心力衰竭。

(2)全身症状。全身症状有发热、白细胞增高、血沉增快、面色苍白、心动过速、恐惧或濒死感;疼痛发生后 24～48h 开始发热,38℃左右,很少高于 39℃,持续约 1 周。

(3)胃肠道症状。常见胃肠道症状有恶心、呕吐、呃逆、上腹胀气或胀痛,与迷走神经受坏死心肌刺激和心排出量降低致组织灌注不足等有关。

(4)心律失常。心律失常见于 75%～95% 的患者,是急性期引起患者死亡的主要原因。多于发病后 1～2 周内出现各种心律失常,以 24h 内常见。

(5)低血压和休克。低血压和休克为心肌广泛坏死、心排出量骤然下降所致。疼痛时常见血压降低,若收缩压<80mmHg 且伴组织器官血流灌注不足表现(面色苍白、皮肤湿冷、脉细速、大汗淋漓、尿<20mL/h、神志和意识改变等),应考虑为心源性休克。

(6)心力衰竭。绝大多数患者于起病最初几天或在疼痛、休克好转阶段出现急性左心衰,严重者可发生肺水肿,继而出现右心衰。若右室梗死,则一开始就出现右心衰竭。

3.体征

①心界轻度或中度增大;②心动过速或心动过缓;③心尖区第一心音减弱;④第三心音或第四心音奔马律;⑤胸骨左缘第 3～4 肋间收缩期杂音伴震颤(室间隔破裂);⑥心包摩擦音(发病最初 2～3d);⑦突然出现心脏压塞征和电－机械分离现象时,提示心脏破裂;⑧出现休克或心衰的相关体征。

4.并发症

(1)乳头肌功能失调。乳头肌功能失调的发生率达 50%。心尖区听到收缩中晚期喀喇音和响亮的吹风样收缩期杂音,严重失调者导致左心衰,预后不佳。

(2)心脏破裂。心脏破裂少见,绝大多数为心室游离壁破裂,造成急性心包积血,出现急性心包压塞而猝死,常在起病后 1 周左右发生。

(3)栓塞。栓塞常于起病 1～2 周后发生,若为左心室附壁血栓脱落所致,则以脑栓塞最为常见。尚有肾、脾、四肢等动脉栓塞;下肢静脉血栓脱落可产生肺栓塞。

(4)心室壁瘤。心室壁瘤主要见于左心室,发生率为 5%～20%。心电图有病理性 Q 波,ST 段抬高持续 1 个月以上,X 线、超声心动图及放射性核素检查显示心室壁瘤表现。

(5)梗死后综合征。梗死后综合征的发生率约为 10%,于心肌梗死后数周至数月内出现,可反复发生。表现为心包炎、胸膜炎或肺炎,可有发热、胸痛、心包摩擦音等。吲哚美辛或糖皮质激素疗效明显。

(三)心电图及其他检查

1.心电图

心电图常呈进行性改变,对 AMI 的诊断、范围和位置的了解及病情估计都有帮助。

(1)特征性改变。ST 段抬高性 MI 者,其心电图特点为:①宽而深的 Q 波;②ST 段呈弓背向上型抬高;③T 波倒置。非 ST 段抬高性 MI 者心电图有 2 种类型:①无病理性 Q 波,有普遍性 ST 段压低,对称性 T 波倒置为心内膜下 MI 所致;②无病理性 Q 波,也无 ST 段变化,仅有 T 波倒置改变。

(2)动态演变。ST段抬高性MI：①超急性损伤期，最初几小时可出现异常高大的T波；②急性期，数小时后ST段呈弓背向上抬高，与直立的T波形成单向曲线，1～2d出现病理性Q波，大多永久出现；③亚急性期，抬高的ST段持续数天或2周左右逐渐恢复到等电位线，T波由深而倒置逐渐恢复平坦或倒置；④慢性稳定期（陈旧梗死期），数周至数月后ST段、T波逐渐恢复正常，仅有病理性Q波。少数T波可永久性倒置。非ST段抬高性MI：先是ST段普遍压低，继之T波倒置加深呈对称型。ST段和T波的改变持续数日或数周后恢复，但Q波始终不出现。

(3)心电图定位诊断。通常根据病理性Q波出现的导联而定：①前间壁，$V_1 \sim V_3$；②前壁，$V_3 \sim V_5$；③前侧壁，$V_5 \sim V_7$；④广泛前壁，$V_1 \sim V_5$；⑤下壁，Ⅱ、Ⅲ、aVF；⑥高侧壁，Ⅰ、aVL；⑦后壁，$V_7 \sim V_8$。

2.放射性核素检查

放射性核素检查可判断梗死的范围、部位和程度，判断心室功能、梗死后的室壁运动失调和室壁瘤。

3.超声心动图

急性心肌梗死后，二维超声心动图可检查室壁运动和左室功能，诊断梗死部位、室壁瘤和乳头肌功能失调。

4.实验室检查

(1)发病后1～2天白细胞可增高，达$(10 \sim 20) \times 10^9 / L$；中性粒细胞增多；嗜酸性粒细胞减少或消失；血沉增快；C反应蛋白(CRP)增高可持续1～3周。

(2)血清心肌坏死标志物测定。心肌坏死标志物增高水平与心肌梗死范围及预后明显相关。①肌酸激酶同工酶(CK-MB)：在发病后4h开始升高，16～24h达高峰，72h恢复正常，其增高的程度可反映梗死的范围，其高峰出现的时间是否提前有助于判断溶栓治疗的成败；②肌红蛋白：发病后2h开始升高，12h达高峰，24～48h降至正常；③肌钙蛋白T和肌钙蛋白l：发病后3～4h开始升高，24h达高峰，1～2周恢复正常。这些心肌结构蛋白含量的出现与增高是早期诊断急性心肌梗死较为敏感的指标。

(四)诊断要点

诊断急性心肌梗死必须具备下列3条标准中的至少2条：①缺血性胸痛的临床病史；②心电图的动态演变；③血清心肌坏死标志物的动态改变。对于老年人突发的严重心律失常、休克、心力衰竭或持久的胸痛，可考虑本病的可能。

(五)治疗要点

治疗原则是尽可能恢复心肌血供(到达医院后30min内开始溶栓或90min内开始介入治疗)，挽救因缺血而濒死的心肌，防止梗死面积扩大，缩小心肌缺血的范围；减少心肌耗氧，保护心脏功能；防治严重心律失常、心力衰竭和各种并发症。

1.一般处理

一般处理包括休息、监护、吸氧、建立静脉通道等，无禁忌证者即口服水溶性阿司匹林150～300mg，每天1次，连用3d。3d后改为75～150mg/d，长期服用。

2.解除疼痛

①首选哌替啶 50～100mg 肌内注射或吗啡 5～10mg 皮下注射,必要时 1～2h 后再注射 1 次,以后每 4～6h 可重复应用;②疼痛较轻者可用可待因或罂粟碱 0.03～0.06g 肌内注射或口服;③试用硝酸甘油 0.3mg、硝酸异山梨醇 5～10mg 舌下含服或静脉滴注。

3.再灌注心肌

积极的治疗措施是起病 3～6h(最多 12h)内使闭塞的冠状动脉再通,使心肌得到再灌注,濒死的心肌可能得以存活或使坏死范围缩小,改善预后。

(1)介入治疗。经皮腔内冠状动脉成形术(PTCA)及冠脉内支架植入术。

(2)溶栓治疗。在起病 12h 内使用,常用药物包括:①尿激酶(UK)150 万～200 万 U,在 30 分钟内静脉滴注;配合肝素皮下注射 7500～10000U,每 12h1 次,共用 3～5d。②链激酶(SK)150 万 U,在 1h 内静脉滴注;配合肝素皮下注射 7500～10000U,每 12h1 次,共用 3～5d。③重组组织型纤维蛋白溶酶原激活剂(rt-PA)先静脉注射 15mg,然后 30 分钟内静脉滴注 0.75mg/kg(<50mg),再后 60min 内滴注 0.5mg/kg(<35mg)。用 rt-PA 时必须在用药前后联合应用肝素抗凝治疗,否则血管早期再闭塞率较高。

4.消除心律失常

一旦出现室性期前收缩或心动过速,立即静脉注射利多卡因 50～100mg;缓慢性心律失常可用阿托品 0.5～1mg 肌内注射或静脉注射。

5.控制休克

补充血容量、应用升压药及血管扩张药、纠正酸中毒和电解质紊乱、避免脑出血、保护肾功能等抗休克治疗。

6.治疗心力衰竭

主要是治疗急性左心衰竭,以吗啡(或哌替啶)和利尿药(呋塞米)为主,亦可选用血管扩张药,24 小时内尽量避免使用洋地黄制剂,以免发生心律失常。有右心室梗死的患者应慎用利尿药。

7.其他治疗

(1)β受体阻滞药和钙通道阻滞药。心肌梗死早期使用,可防止梗死范围扩大,改善预后,但应注意此类药物对心脏收缩功能的抑制。常用美托洛尔和阿替洛尔。

(2)血管紧张素转换酶抑制药(ACEI)和血管紧张素受体阻滞药(ARB)。发病早期,从小剂量开始使用,可改善恢复期心肌的重构,降低心力衰竭的发生率。前壁心肌梗死伴心功能不全的患者效果最好。

(3)极化液疗法。氯化钾 1.5g、普通胰岛素 8～12U 加入 10％葡萄糖液 500mL 静脉滴注,7～14d 为 1 个疗程。促进心肌摄取葡萄糖,使钾离子进入细胞内,从而恢复细胞膜的极化状态、利于心脏收缩,减少心律失常。

三、常见护理诊断/问题

(1)疼痛。疼痛与心肌缺血、缺氧有关。

(2)活动无耐力。活动无耐力与心肌氧的供需失调有关。

(3)焦虑/恐惧。焦虑/恐惧与剧烈疼痛伴濒死感及担心预后有关。

（4）有便秘的危险。有便秘的危险与进食少、活动少、不习惯床上排便有关。

（5）潜在并发症。常见的有潜在并发症有心律失常、心力衰竭、心源性休克、栓塞等。

四、护理措施

（一）一般护理

1.休息与活动

心绞痛发作时应立即就地休息，不稳定性心绞痛应卧床休息。心肌梗死发病12h内应绝对卧床休息，保持环境安静，减少探视，协助患者进食、洗漱及大小便。无并发症者24h可在床上进行肢体活动，逐渐增加活动量，以不感到疲劳为限。有并发症者可适当延长卧床时间。向患者及其家属解释清楚休息的重要性。

2.饮食

第1天可给予患者流质饮食，减轻胃扩张。随后给予半流质饮食，2～3d后改为软食，宜进食低盐、低脂、低胆固醇、易消化的清淡饮食，少量多餐，不宜过饱。禁烟酒，避免浓茶、咖啡及过冷、过热、辛辣刺激性食物。

3.保持大便通畅

急性心肌梗死患者由于卧床休息、进食少、使用吗啡等药物易引起便秘，而用力排便易诱发心力衰竭甚至心搏骤停。因此，必须加强排便护理，保持大便通畅。指导患者养成每日定时排便的习惯，多吃蔬菜、水果等高纤维食物，或清晨给予蜂蜜20mL加适量温开水饮服。每日腹部按摩（顺时针）数次促进排便。必要时遵医嘱用缓泻药或给予甘油灌肠。

4.氧疗护理

吸氧可改善心肌缺氧、缓解胸痛。氧流量一般为2～4L/min，病情稳定后可间断吸氧。

（二）病情观察

将患者安排住入冠心病监护病房（CCU），严密监测心电图、血压、脉搏、呼吸、神志、出入水量、皮肤黏膜等的变化，有条件者可进行血流动力学监测。以及时发现心律失常、休克、心力衰竭等并发症。备好除颤仪、起搏器和各种急救药品。

（三）对症护理

1.心绞痛的用药护理

应用硝酸酯类药物时告诉患者可能出现头昏、头胀痛、头部跳动感、面红、心悸等不良反应，继续用药数日后可自行消失。为避免直立性低血压所引起的昏厥，患者应平卧片刻，慢慢起床。当长期服用β受体阻滞剂（如阿替洛尔、美托洛尔）时，应嘱咐患者不能随意突然停药或漏服，否则会使心绞痛加剧或出现心肌梗死。因为食物能延缓此类药物吸收，故应在饭前服用。

2.心肌梗死的用药护理

①迅速建立静脉通路，保证输液通畅。②镇静止痛：遵医嘱应用吗啡或哌替啶止痛，应用吗啡时注意有无呼吸抑制。③静脉滴注或用微量泵注射硝酸甘油时，严格控制速度，并注意观察血压、心率的变化。

3.溶栓治疗的护理

溶栓前询问患者有无活动性出血、消化性溃疡、近期手术史、外伤史、肝肾功能不全等溶栓禁忌证；检查血小板、凝血试验、血型等；准确配制并输注溶栓药物；用药后询问胸痛有无缓解，监测心肌酶、心电图及凝血试验，以判断溶栓效果；观察有无发热、寒战、皮疹等过敏现象，密切测量血压，观察皮肤、黏膜及内脏有无出血，出血严重时，停止治疗并立即处理。

4.并发症的观察与护理

急性心肌梗死是心内科的急危重症，容易发生心律失常、心力衰竭、心源性休克、栓塞等并发症，尤其是溶栓后24h内容易发生心律失常。急性心肌梗死最初几天或者在梗死演变期可发生心力衰竭，严密观察患者的呼吸、心率等，并避免加重心脏负担的因素（饱餐、用力排便、情绪激动等）。尽一切可能识别并处理心肌梗死的并发症。

（四）心理护理

心肌梗死易使患者产生焦虑、抑郁、恐惧等负性心理反应，应加强心理护理，增加患者的安全感。护理人员应尽量陪伴在患者身边，与患者保持良好的沟通，了解患者感受、减轻恐惧。指导患者保持乐观的平和心情，正确对待自己的病情。向患者讲明住进冠心病监护病房（CCU）后，在医护人员的严密监护下，能得到及时治疗，增加患者的安全感。医护人员工作应紧张有序、忙而不乱，增加患者的信任感和安全感。

五、健康指导

（一）生活指导

合理膳食，进食低饱和脂肪酸、低胆固醇饮食，均衡营养，防止过饱。戒烟酒，保持理想体重。根据天气变化适当增减衣服，防止感冒受凉。

（二）用药指导

告知患者应遵医嘱服药，以及药物的作用和不良反应，教会患者测量脉搏，定期随诊。若出现胸痛频繁发作、程度加重、持续时间长、服硝酸酯制剂疗效差，提示病情严重，应及时就医。

（三）心理指导

心肌梗死患者多因担心今后的工作能力和生活质量而产生焦虑情绪，应指导患者正确对待疾病、保持乐观、平和的心情。指导家属对患者要积极配合与支持，为患者创造一个良好的身心休养环境，必要时争取工作单位同事的支持，避免生活和工作压力。

（四）康复指导

建议患者出院后进行适当的运动。适当的运动可以提高患者的心理健康水平和生活质量。运动内容应根据患者的病情、年龄、身体状况等进行选择。运动方式包括步行、慢跑、打太极拳、骑自行车等，在正式的有氧运动前应进行5～10min的热身运动。心肌梗死后6～8周可恢复性生活。

（五）照顾者指导

心肌梗死是心脏性猝死的高危因素，应教会患者家属心肺复苏的基本技术，以备急用。

第四节　原发性高血压的护理

原发性高血压简称高血压,是以血压升高为主要临床表现的综合征。一般定义为成人(≥18 岁)在静息状态下,动脉收缩压≥140mmHg 和(或)舒张压≥90mmHg,常伴有脂肪和糖代谢紊乱,以及心、脑、肾和视网膜等器官功能性或器质性改变,即以器官重塑为特征的全身性疾病。

2014 年《中国心血管病报告》数据显示,我国高血压患者为 2.7 亿。普查我国不同时期的高血压流行趋势显示,1959 年、2002 年、2012 年高血压患病率分别为 5.11%、17.65%、25.2%,呈明显的上升趋势。国内外大量研究已证明,脑卒中的主要危险因素为高血压,控制高血压是预防脑卒中的关键。最新修订的《高血压防治指南》显示,虽然高血压的知晓率、治疗率、控制率都有所升高,但高血压防治工作任重道远。

一、病因与发病机制

(一)病因

原发性高血压是在一定的遗传因素背景下受多种环境因素共同作用的结果,其中遗传因素约占 40%,环境因素约占 60%。主要的环境因素有以下几种。

1.食盐

摄入食盐多者,高血压发病率高,食盐摄入量<2g/d,几乎不发生高血压;食盐摄入量 3~4g/d,高血压发病率为 3%;食盐摄入量 4~15g/d,发病率为 33.15%;食盐摄入量>20g/d,发病率为 30%。

2.精神应激

长期精神紧张,过高的压力、焦虑或有噪声的工作环境,过度紧张的脑力劳动均易导致高血压。城市中的高血压发病率高于农村。

3.其他因素

①体重,肥胖者发病率高;②年龄,发病率有随年龄增长而增高的趋势,40 岁以上者发病率高;③药物,服用避孕药可能与高血压发生有关。

(二)发病机制

多种因素都可以引起血压升高其发病机制并没有统一的认识。血压的高低主要取决于心排出量和外周血管阻力。血压升高一般是由于:①心脏泵血能力加强(如心脏收缩力增加等);②大动脉失去了正常弹性,变得僵硬,当心脏泵出血液时,不能有效扩张,故每次心搏泵出的血流通过比正常狭小的空间,导致压力升高;③循环中液体容量增加,这常见于肾脏疾病,肾脏不能充分从体内排出钠盐和水分,体内血容量增加,导致血压增高。

二、临床表现

早期患者的临床症状不明显,在体检时或出现心、脑、肾等重要器官并发症时才被发现高血压。最早患者一般是收缩压和舒张压同时升高,并且波动性较大,常受精神和劳累等因素影响,在适当休息后可恢复到正常范围。当病情不断发展,至中、晚期时,则血压增高可趋向于稳定在一定范围,尤其以舒张压增高更为明显。

(一)一般表现

临床上常见的症状有头痛、头晕、耳鸣、健忘、失眠、乏力、心悸等一系列神经功能失调的表现。症状的轻重和血压的高低不成比例。

(二)并发症

1.心脏

血压长期升高,左心室出现代偿性肥厚,当此种高血压性心脏病进一步发展时,可导致左心功能不全,继而出现右心肥厚和右心功能不全。

2.脑

如脑血管有硬化或间歇性痉挛时,常导致脑组织缺血、缺氧,产生不同程度的头痛、头晕、眼花、肢体麻木或暂时性失语、瘫痪等症状。脑血管在以上的病理基础上,可进一步发展而引起脑卒中,其中以脑出血及脑动脉血栓形成最常见。

3.肾脏

主要因为肾小动脉硬化,使肾功能逐渐减退,出现多尿、夜尿,尿检时可有少量红细胞、管型、蛋白,尿比重减轻。随着病情的不断发展,最终还可导致肾衰竭,继而出现氮质血症或尿毒症。

4.眼底

在早期可见眼底视网膜细小动脉痉挛或轻、中度硬化,到晚期可见有出血及渗出物,视神经盘水肿。

(三)高血压急症和亚急症

极大部分高血压患者进展缓慢,临床上称缓进型(良性)高血压病。有极少数患者可出现突发性高血压,舒张压多持续在130~140mmHg或更高。患者病情发展急骤,因全身细小动脉的剧烈痉挛,可在短期内就出现多个器官细小动脉管壁纤维素样坏死,或弹力纤维及胶原纤维增生,引起管腔阻塞及心、脑、肾等脏器的器质性病变,导致心、肾功能不全甚至衰竭,或发生高血压脑病、脑卒中,称为高血压急症。本病多预后不良,需积极治疗或抢救。如果血压显著升高但不伴有靶器官损害,则称为高血压亚急症。

三、实验室及其他检查

实验室检查有助于原发性高血压的诊断和分型,了解靶器官的功能状态,且有利于治疗时正确选择药物。血(尿)常规、肾功能、尿酸、血脂、血糖、电解质(尤其血钾)、心电图、胸部X线和眼底检查应作为高血压患者的常规检查。

四、诊断要点

诊断高血压时必须多次测量血压,至少有连续2次舒张压的平均值在90mmHg(12.0kPa)或以上才能确诊为高血压。

(一)血压水平分级

根据血压水平的不同,高血压分为以下3级。

1级高血压(轻度):收缩压140~159mmHg;舒张压90~99mmHg。

2级高血压(中度):收缩压160~179mmHg;舒张压100~109mmHg。

3 级高血压(重度):收缩压≥180mmHg;舒张压≥110mmHg。

单纯收缩期高血压:收缩压≥140mmHg;舒张压<90mmHg。

(二)高血压病分期

第一期:血压达确诊高血压水平,临床无心、脑、肾损害征象。

第二期:血压达确诊高血压水平,并有下列 1 项者。①体检、X 线、心电图或超声心动图检查示左心室扩大;②眼底检查示眼底动脉普遍或局部狭窄;③蛋白尿或血浆肌酐浓度轻度增高。

第三期:血压达确诊高血压水平,并有下列 1 项者。①脑出血或高血压脑病;②心力衰竭;③肾衰竭;④眼底出血或渗出,伴或不伴有视神经盘水肿;⑤心绞痛、心肌梗死、脑血栓形成。

(三)高血压分层

高血压及血压水平是影响心血管事件发生和预后的独立危险因素,但并不是唯一决定因素。高血压的诊治不能只根据血压水平,还应对心血管风险进行分层。心血管风险分层根据血压水平、心血管危险因素、靶器官损伤、临床伴随疾病分为低危、中危、高危和很高危 4 个层次。

五、治疗要点

降压目标:中青年血压<130/85mmHg;老年人血压<140/90mmHg。

(一)非药物治疗

(1)减轻体重。建议体重指数控制在 24kg/m² 以下。

(2)合理膳食。减少钠盐,每人每日食盐量不超过 6g;减少膳食脂肪,将脂肪控制在热量的 25% 以下;补充适量优质蛋白,蛋白质占总热量的 15% 左右;注意补充钾和钙;多吃蔬菜、水果;限制饮酒,男性饮酒每日酒精量<(20~30)g,女性<(10~15)g。

(3)增加体育活动。

(4)减轻精神压力,保持心理平衡,减少应激反应。

(二)药物治疗

降压药物应用原则为:①开始治疗应用小剂量;②使用适宜药物联合以达到最大降压效果,同时减少不良反应;③优先应用长效的药物,每天 1 剂,提供 24h 持续效果;④个体化原则。常用的降压药物有以下几种。

1.利尿降压剂

利尿降压剂通过利钠排水、降低细胞外血容量、减轻外周血管阻力而发挥降压作用,适用于轻、中度高血压患者。临床常用噻嗪类利尿药、袢利尿药、保钾利尿药。

2.β受体阻滞剂

β受体阻滞剂主要通过抑制过度激活的交感神经活性、抑制心肌收缩力、减慢心率而发挥降压作用,适用于心率较快的中青年患者或合并心绞痛者,如比索洛尔、美托洛尔、阿替洛尔、普萘洛尔等。

3.钙离子拮抗剂

钙离子拮抗剂主要通过阻断血管平滑肌细胞上的钙离子通道,发挥扩张血管而降血压的作用。本类药物降压迅速,剂量和疗效呈正相关,如硝苯地平、氨氯地平等。

4.血管紧张素转换酶抑制剂

血管紧张素转换酶抑制剂通过抑制血管紧张素转换酶、阻断肾素血管紧张素系统而发挥降压作用。本类药物降压起效缓慢,3~4周达最大作用,如卡托普利、依那普利、贝那普利。

5.血管紧张素Ⅱ受体阻滞剂

血管紧张素Ⅱ受体阻滞剂通过阻断血管紧张素Ⅱ受体而发挥降压作用。本类药物降压缓慢,但持久而平稳,在6~8周达到最大作用,如氯沙坦、替米沙坦等。

6.α受体阻滞剂

α受体阻滞剂不作为降压的首选药,适用于高血压伴前列腺增生者,或难治性高血压患者的治疗。

(三)高血压急症、亚急症的治疗

1.高血压急症患者的护理

需在重症监护病房(ICU)对患者进行严密监测,通过静脉给药迅速控制血压(但并非降到正常水平),在数分钟至60min内将舒张压降低10%~15%,或降至100~110mmHg;收缩压下降50~80mmHg,舒张压下降30~50mmHg。降压治疗的目的是通过降低平均动脉压来预防靶器官的损害。降压幅度要根据患者的基础血压和临床情况而定,如果片面要求将血压快速降至低血压水平,导致组织、器官的低灌注,可致脑出血、心肌缺血和肾前性氮质血症。静脉用药作用时间短,还需要口服降压药维持。降压药物首选硝普钠,能直接扩张动脉和静脉,降低心脏前、后负荷;其次是硝酸甘油,能扩张静脉和选择性扩张冠状动脉与大动脉;再次是尼卡地平,可在降压同时改善脑血流量;最后可使用地尔硫卓,可在降压同时改善冠状动脉血流量和控制快速室上性心律失常的作用。另外,注意根据病情采取不同体位,左心衰竭患者取半卧位或坐位,脑出血患者采取左侧卧位,头偏向一侧。

2.高血压亚急症患者的护理

高血压亚急症患者应在24~48h将血压缓慢降至160/100mmHg,可通过口服降压药控制,如钙通道阻滞剂、血管紧张素转换酶抑制剂、血管紧张素Ⅱ受体阻滞剂、α受体阻滞剂、β受体阻滞剂,还可根据情况应用袢利尿剂。初始治疗可以在门诊或急诊室,用药后观察5~6h。2~3d后门诊调整剂量,此后可应用长效制剂控制至理想血压。高血压亚急症患者在血压初步控制后,应给予调整口服药物治疗的建议,并定期随诊。许多患者因为不明确这一点而在急诊就诊后仍维持原来未达标的治疗方案,造成高血压亚急症的反复发生,最终导致严重的后果。具有高危因素的高血压亚急症(如伴有心血管疾病的患者)可以住院治疗。

六、常见护理诊断/问题

(1)疼痛:头痛。头痛与血压升高有关。

(2)有受伤的危险。有受伤的危险与头晕、视力模糊、意识障碍或发生直立性低血压有关。

(3)知识缺乏。缺乏高血压相关疾病知识。

(4)潜在并发症。常见的潜在并发症有高血压急症。

七、护理措施

(一)一般护理

1.休息与活动

①高血压初期可适当休息,保证充足的睡眠,根据年龄和身体状况选择合适的运动,如慢

跑或步行、打太极拳等；血压较高、症状较多或有并发症的患者应增加卧床休息，协助生活护理。②保持病室安静，减少声光刺激，限制探视；对因焦虑而影响睡眠的患者应遵医嘱应用镇静剂。③避免受伤。

2.饮食护理

①减少钠盐摄入，每人每天食盐量以不超过 6g 为宜；②补充钙盐和钾盐，多吃新鲜蔬菜，多饮牛奶；③减少脂肪摄入；④限制饮酒，饮酒量每日不可超过相当于 50g 乙醇的量。

(二)病情观察

定期监测患者血压。密切观察并发症征象，一旦发现患者血压急剧升高、剧烈头痛、呕吐、烦躁不安、视力模糊、意识障碍及肢体运动障碍，立即报告医师并协助处理。

(三)对症护理

1.头痛的护理

保持环境安静，嘱患者卧床休息，抬高床头，避免劳累和情绪激动，指导患者音乐疗法、缓慢呼吸，以减轻疼痛。

2.用药护理

(1)嘱患者遵医嘱应用降压药物，不可随意增减药量，漏服、补服上次剂量或突然停药，以防血压过低或突然停药引发血压迅速升高。

(2)降压药可引起直立性低血压，告知患者起床或改变体位时动作不宜太快，洗澡水不宜过热，下床活动时穿弹力袜，站立时间不宜过久，发生头晕时立即平卧，抬高下肢以增加回心血量和脑部供血，外出时应有人陪伴。

3.高血压急症患者护理

①定期监测血压，密切观察病情变化，一旦发现血压急剧升高、剧烈头痛、呕吐、大汗、视力模糊、面色及神志改变和肢体运动障碍等症状，立即通知医生。②安置患者于半卧位，抬高床头，绝对卧床休息，做好生活护理。避免不良刺激和不必要的活动；安定患者情绪，必要时遵医嘱给予镇静剂。③保持呼吸道通畅，吸氧。④连接好心电、血压和呼吸监护。⑤迅速建立静脉通路，遵医嘱给予速效降压药，常首选硝普钠，每 5～10min 测血压 1 次，使血压缓慢下降并保持在安全范围，若血压过低，或有血管过度扩张的征象，如出汗、烦躁不安、头痛、心悸、胸骨后疼痛及肌肉抽动，应立即停止输液，降低床头，并报告医师。

(四)心理护理

向患者解释不良情绪可诱发高血压，坚持服药可以使血压控制在理想状态，预后较好。多与患者沟通，减轻患者的心理压力，让患者保持情绪的平和、轻松、稳定。

八、健康指导

向患者介绍高血压的有关知识和危害性，让患者了解控制血压的重要性和终身治疗的必要性。教会患者和家属正确测量血压的方法，指导患者正确的生活方式，学会自我心理调节。嘱患者按时、按量服药，不可随意增减药量，漏服、补服上次剂量或突然停药。根据危险度分层决定复诊时间。低危者或中危者每 1～3 个月随诊 1 次；高危者至少每个月随诊 1 次。血压升高或病情异常时及时就医。

第四章　消化系统疾病的护理

第一节　胃炎的护理

胃炎是最常见的消化系统疾病之一,是多种不同病因引起的胃黏膜急性和慢性炎症,常伴有上皮损伤和细胞再生,根据其病理生理变化和临床表现分为急性胃炎、慢性胃炎和特殊类型的胃炎。

一、急性胃炎患者的护理

急性胃炎指多种病因引起的胃黏膜急性炎症,又称急性糜烂性胃炎、出血性胃炎、急性胃黏膜病变。内镜可见胃黏膜充血、水肿、糜烂和出血等一过性病变,病理学显示胃黏膜有大量中性粒细胞浸润。

(一)病因与发病机制

1.药物

最常引起胃黏膜炎症的药物是非甾体抗感染药(non—steroidal of anti—inflammatory drugs,NSAIDs),如阿司匹林、吲哚美辛等。某些抗肿瘤药、铁剂、糖皮质激素、氯化钾口服液等也可刺激胃黏膜,破坏黏膜屏障,造成胃黏膜损伤和炎症。

2.急性应激

各种严重的脏器功能衰竭、严重创伤、大面积烧伤、大手术、颅脑病变和休克等均可引起胃黏膜糜烂出血,严重者可发生急性溃疡并大量出血。在应激状态下,交感神经及迷走神经均处于兴奋状态,前者使胃黏膜血管收缩,血流量减少,后者则使黏膜下动静脉短路开放,黏膜缺血缺氧加重,导致胃黏膜上皮损害,发生糜烂和出血。

3.乙醇

乙醇具有亲脂性和溶脂性能,导致胃黏膜糜烂、出血、炎症细胞浸润多不明显。高浓度乙醇可直接破坏黏膜屏障。

4.创伤和物理因素

留置胃管、剧烈的恶心呕吐、胃内异物、食管裂孔疝、内镜下治疗及大剂量 X 线照射均可导致胃黏膜糜烂出血,甚至溃疡。

5.其他因素

十二指肠胃反流、胃黏膜血液循环障碍、过冷、过热、过于粗糙的食物及浓茶、咖啡、烈酒、刺激性调味品等均可损伤胃黏膜,导致胃黏膜糜烂出血。

(二)临床表现

患者多数急性起病,症状轻重不一。常有腹部饱胀、隐痛、食欲缺乏、恶心、呕吐等表现。

腹痛多位于腹部正中偏左,呈阵发性加重或持续性钝痛,伴腹部饱胀、不适。少数患者会出现剧痛。部分患者可无症状或仅表现为腹痛、腹胀、恶心等非特异性消化不良症状。本病的突出表现是上消化道出血,占上消化道出血病因的 10%～30%,常呈间歇性,患者出现呕血、黑便、脱水、酸中毒甚至休克等表现。

(三)实验室及其他检查

1.胃镜检查

胃镜检查是最有价值、最可靠的诊断手段,可直接观察胃黏膜病变及其严重程度,可见黏膜广泛充血,水肿、糜烂、出血,表面附有黏液和炎性渗出物。幽门螺杆菌(Hp)感染患者,可见到胃黏膜微小结节形成(又称胃窦小结节增生),可同时取病变部位组织进行幽门螺杆菌和病理学检查。

2.粪便检查

若有胃黏膜病变,大便潜血试验阳性。

(四)诊断要点

近期服用 NSAIDs 药物、严重疾病状态或大量饮酒者,若出现呕血和(或)黑便应考虑本病,确诊有赖于胃镜检查。

(五)治疗要点

针对病因和原发疾病对症处理。药物引起者应立即停药,并服用抑酸剂,以抑制胃酸分泌,同时配合服用硫糖铝或米索前列醇等药物保护胃黏膜;急性应激引起者在积极治疗原发病的同时,使用抑制胃酸分泌的药物,预防急性胃黏膜损害的发生;若发生大出血,应积极处理。多数胃黏膜糜烂和出血可自行愈合和止血;少数患者黏膜糜烂可发展为溃疡,并发症增多,但通常对药物治疗反映良好。

(六)常见护理诊断/问题

(1)舒适度的改变。舒适度的改变与胃黏膜受损、上腹痛有关。

(2)知识缺乏。缺乏有关疾病的病因及防治知识。

(3)潜在并发症。常见的并发症有上消化道出血。

(七)护理措施

1.休息与活动

患者应适当休息,减少活动。对急性应激所致或伴有消化道出血者应卧床休息,同时做好患者的心理疏导,减轻或解除其精神紧张状态,保证身、心两方面得以充分的休息。

2.饮食护理

饮食应定时、有规律,少量多餐,避免辛辣、生硬刺激性食物,忌暴饮暴食、饮酒等。一般进食营养丰富的温凉半流质饮食。少量出血者可给予牛奶、米汤等流质饮食,以中和胃酸,并且有利于黏膜的修复。急性大出血或呕吐频繁时应暂禁食。

3.病情观察

观察患者呕吐的次数呕吐物的性质、量等情况。一般呕吐物为消化液和食物并伴有酸臭味,混有大量胆汁时呈绿色,混有血液时呈鲜红色或棕色。及时为患者清理呕吐物、更换衣物、协助患者采取舒适体位。观察患者呕血与黑便的颜色、性状和量,必要时遵医嘱给予输血、补液、升压等治疗。

4.用药护理

指导患者正确服用阿司匹林、吲哚美辛等对胃黏膜有刺激的药物,必要时应用抑酸剂、胃黏膜保护剂等预防本病的发生。

5.心理护理

评估患者及其家属对疾病相关知识的了解情况,是否存在紧张、焦虑、恐惧等不良情绪。根据实际情况对患者及家属进行心理指导,及时解决其存在的问题,说明不良情绪对疾病的影响,使其情绪稳定,树立战胜疾病的信心。

(八)健康指导

向患者及其家属介绍急性胃炎的知识,指导患者生活规律,心情愉快,避免过度劳累;注意饮食卫生,避免过热、过冷、辛辣等刺激性食物及饮料;遵医嘱用药,停用不必要的 NSAIDs,正确应用抑酸、保护胃黏膜的药物等;出现呕血、黑便或腹痛规律变化等时,及时就诊。

二、慢性胃炎患者的护理

慢性胃炎是由多种病因引起的胃黏膜慢性炎症,黏膜层以淋巴细胞和浆细胞浸润为主。根据病理组织学改变分为慢性非萎缩性胃炎和慢性萎缩性胃炎两类。慢性萎缩性胃炎又分为多灶萎缩性胃炎和自身免疫性胃炎。

(一)病因与发病机制

1.幽门螺杆菌感染

幽门螺杆菌(Hp)感染是慢性胃炎发生最主要的病因。

(1)引起慢性胃炎的临床依据。①绝大多数慢性活动性胃炎患者胃黏膜中可检出幽门螺杆菌;②幽门螺杆菌在胃内的分布与胃内炎症分布一致;③根除幽门螺杆菌可使胃黏膜炎症消退;④从志愿者和动物模型中可复制出幽门螺杆菌感染引起的慢性胃炎。

(2)发病机制。①Hp 具有鞭毛结构:可自由活动,并黏附在上皮细胞,直接侵袭胃黏膜;②Hp 可产生蛋白酶:分解蛋白质,消化上皮细胞膜,破坏黏液屏障结构;③Hp 可产生尿素酶:将尿素分解为 NH_3,既能保护细菌的生长环境,又能损伤上皮细胞;④Hp 毒素作用:Hp 具有细胞毒素相关基因蛋白,能引起强烈的炎症反应;⑤免疫损伤:Hp 菌体细胞可作为抗原导致机体产生免疫反应,引起黏膜损伤。

2.其他病因

自身免疫疾病、胆汁及十二指肠液反流,长期食用烈酒、浓茶、咖啡、辛辣及粗糙食物,以及过饥或过饱等无规律的饮食方式均可破坏胃黏膜保护屏障而发生胃炎。服用 NSAIDs 等药物、环境、年龄等因素均可导致慢性胃炎的发生。

(二)病理

根据病变在胃内的分布,慢性胃炎分为:①胃窦炎,多由 Hp 所致,部分波及胃体;②胃体炎,多与自身免疫有关,病变主要累及胃体和胃底;③全胃炎,可由 Hp 感染扩展而来。病理变化主要表现为炎症、萎缩、肠化生和异型增生。在慢性胃炎的进展中,胃黏膜层表现为以淋巴细胞和浆细胞浸润为主的炎症反应,胃腺体完整,不伴有黏膜萎缩性改变,称非萎缩性胃炎。病变累及腺体,腺体数量减少甚至消失,黏膜变薄,伴或不伴肠化生,称慢性萎缩性胃炎。病变进一步发展,胃上皮或化生的肠上皮在再生过程中发育异常,可形成异型增生,被认为是胃癌的癌前病变。

(三)临床表现

慢性胃炎病程迁延,进展缓慢,缺乏特异性症状。大多数患者常无症状或有程度不等的消化不良,表现为上腹隐痛、食欲缺乏、餐后饱胀、反酸、恶心等。严重慢性萎缩性胃炎可有贫血、消瘦、腹泻等表现。

(四)实验室及其他检查

1.胃镜及活组织检查

胃镜检查并同时取活组织做病理组织学检查是诊断慢性胃炎的最可靠方法,包括内镜诊断和病理诊断2部分。内镜下慢性非萎缩性胃炎可见黏膜红斑、粗糙不平、出血点、轻度糜烂等表现;慢性萎缩性胃炎表现为黏膜呈颗粒状、苍白或灰白、黏膜下血管透见,易发生糜烂和出血。

2.幽门螺杆菌检测

活组织病理学检查时可同时检测幽门螺杆菌,并可在内镜检查时再多取1块活组织做快速尿素酶检查,以增加诊断的可靠性。根除幽门螺杆菌治疗后,可在胃镜复查时重复上述检查,亦可采用非侵入性检查,包括血清抗体检测、^{13}C或^{14}C呼气试验等。

3.血清胃泌素

G17、胃蛋白酶原Ⅰ和Ⅱ测定属于无创性检查,有助判断是否存在萎缩及萎缩的部位和程度。胃体萎缩者血清胃泌素G17水平显著升高、胃蛋白酶原Ⅰ和(或)胃蛋白酶原Ⅰ/Ⅱ比值下降;胃窦萎缩者血清胃泌素G17水平下降、胃蛋白酶原Ⅰ和胃蛋白酶原Ⅰ/Ⅱ比值正常;全胃萎缩者则两者均低。

4.胃液分析

自身免疫性胃炎时,胃酸缺乏;多灶萎缩性胃炎时,胃酸分泌正常或偏低。

(五)诊断要点

确诊必须依靠胃镜检查及胃黏膜活组织病理学检查。幽门螺杆菌检测有助于病因诊断。怀疑自身免疫性胃炎应检测相关自身抗体及血清胃泌素。

(六)治疗要点

1.去除病因

避免服用损伤胃黏膜的药物,如阿司匹林、吲哚美辛等,戒烟、纠正不良饮食习惯等。

2.根除Hp治疗

慢性萎缩性胃炎、慢性胃炎伴消化不良、计划长期使用非甾体类抗感染药物及有胃癌家族史者应接受根除Hp治疗。目前,多采用PPI或胶体铋剂为基础后加2种抗菌药的三联疗法。然而随着抗菌药物的大量使用,Hp的耐药性逐渐增强,三联疗法的Hp根除率也逐渐下降,有研究表明,标准三联疗法的Hp根除率已经下降到80%以下。因此,在获得同等疗效的前提下,四联疗法花费的成本最低,是一种高效、安全、经济的治疗方案,可在临床推广应用作为一线方案。

3.对症治疗

无症状的慢性非萎缩性胃炎可不做任何处理。有胃黏膜糜烂和(或)以反酸、上腹痛等症状为主者,可根据病情选用抗酸剂、H_2 受体拮抗剂或 PPI。胃酸和胃蛋白酶在胃黏膜糜烂(尤其是平坦糜烂)、反酸和上腹痛等症状的发生中起重要作用,抗酸或抑酸治疗对愈合糜烂和消除上述症状有效。萎缩性胃炎伴恶性贫血可给予维生素 B_{12} 和叶酸治疗。

(七)常见护理诊断/问题

(1)腹痛。腹痛与胃黏膜受损有关。

(2)营养失调:低于机体需要量。营养低于机体需要量与消化吸收不良等有关。

(3)焦虑。焦虑与病情反复、病程迁延有关。

(4)活动无耐力。活动无耐力与自身免疫性胃炎导致的恶性贫血有关。

(5)知识缺乏。缺乏慢性胃炎病因和预防知识。

(八)护理措施

去除致病因素,缓解胃部不适,指导患者合理摄取营养,改善营养状况并维持,减轻患者的焦虑程度,使其积极配合治疗及护理。

1.休息与活动

指导患者急性发作时卧床休息,并注意腹部保暖。病情缓解时适当锻炼以增强机体抗病能力。嘱患者生活规律,注意劳逸结合。

2.饮食护理

(1)饮食治疗原则。急性发作时可给予半流食,恢复期患者食用富含营养、易消化的食物,避免食用辛辣、生冷等刺激性食物及浓茶、咖啡等饮料。嗜酒患者嘱其戒酒。指导患者加强饮食卫生并养成良好的饮食习惯,向患者说明摄取足够营养的重要性,鼓励患者少量多餐,以进食高热量、高蛋白、高维生素、易消化的饮食为原则。

(2)制订饮食计划。与患者及其家属共同制订饮食计划,指导他们改进烹饪技巧,增加食物的色、香、味,以刺激食欲。胃酸低者应在完全煮熟食物后食用,以利于消化吸收,同时可给予刺激胃酸分泌的食物,如肉汤、鸡汤等;高胃酸者应避免进食酸性及多脂肪食物。

3.病情观察

观察并记录腹痛的部位、性质、程度、发作的时间、发作频率、持续时间、缓解方式及伴随症状。

4.用药护理

根除幽门螺杆菌感染治疗时,注意观察药物的疗效和不良反应。

(1)胶体铋剂。枸橼酸铋钾在酸性环境中方起作用,故宜在餐前半小时服用,因其可使牙齿、舌变黑,可用吸管吸至舌根后咽下。部分患者服药后出现便秘、粪便变黑,停药后可自行消失。少数患者可有恶心、一过性血清转氨酶升高等,极少数患者出现急性肾衰竭。

(2)抗菌药物。服用阿莫西林前应询问患者有无青霉素过敏史,使用过程中注意有无迟发性过敏反应,如皮疹。甲硝唑可引起恶心、呕吐等胃肠道反应,应在餐后半小时服用,可遵医嘱使用甲氧氯普胺、维生素 B_{12} 等药物。

5.心理护理

(1)减轻焦虑。提供安全舒适的环境,减少对患者的不良刺激。避免患者与其他有焦虑情绪的患者或亲属接触。指导患者散步、听音乐等,以转移其注意力。

(2)心理疏导。首先帮助患者分析产生焦虑的原因,了解患者内心的期待和要求,然后共同商讨这些要求是否能够实现,以及错误的应对机制所产生的后果。指导患者采取正确的应对机制。

(3)树立信心。向患者讲解疾病的病因及防治知识,指导患者保持合理的生活方式和去除对疾病的不利因素。可以请有过类似疾病的患者讲解采取正确应对机制所取得的良好效果。

(九)健康指导

1.疾病知识指导

介绍本病的病因,指导患者避免诱发因素。嘱患者生活规律,合理安排工作和休息,注意劳逸结合,积极配合治疗。教育患者保持良好的心理状态。

2.饮食指导

指导患者注意饮食卫生和饮食营养,养成规律的饮食习惯;避免过热、过冷、辛辣饮食及浓茶、咖啡等刺激性饮料;嗜酒者应戒酒,防止酒精损伤胃黏膜。

3.用药指导

尽量避免使用对胃黏膜有刺激的药物,必须使用时,应同时服用抑酸剂或胃黏膜保护剂;介绍药物的不良反应。

4.随访指导

定期门诊复查,若有异常及时就诊。

(十)预后

慢性胃炎可长期持续存在,但多数患者无症状。少数慢性非萎缩性胃炎可演变为慢性多灶萎缩性胃炎,极少数慢性多灶萎缩性胃炎经长期演变可发展为胃癌。15%～20%幽门螺杆菌感染引起的慢性胃炎会发生消化性溃疡。

第二节 消化性溃疡的护理

消化性溃疡(peptic ulcer,PU)是指发生在胃肠道黏膜的溃疡,主要是指胃溃疡(gastric ulcer,GU)和十二指肠溃疡(duodenal ulcer,DU)。本病是一种全球性的常见病,可发生于任何年龄,且男性多于女性。十二指肠溃疡多见于青壮年,胃溃疡多见于中老年人,十二指肠溃疡多于胃溃疡,两者之比约为 $3:1$。

一、病因与发病机制

消化性溃疡主要与胃、十二指肠黏膜的防御和损伤因素失衡有关。防御因素减弱、损伤因素增强或两者同时存在,最终导致胃酸和胃蛋白酶对黏膜产生自身消化而发病。防御因素主要包括黏液/碳酸氢盐屏障、黏膜屏障、黏膜血流量、细胞更新、前列腺素、表皮生长因子等;损伤因素主要包括胃酸/胃蛋白酶、非甾体类抗感染药、胆盐、酒精、吸烟、应激等。GU 的发病主要与黏膜的防御因素减弱有关,DU 的发病主要与黏膜的损伤因素增强有关。

(一)幽门螺杆菌感染

幽门螺杆菌(Hp)感染是消化性溃疡发病和复发的主要病因,主要依据包括:①消化性溃疡患者 Hp 感染率高,DU 占 90%～100%,GU 占 80%～90%;②根除 Hp 治疗可促进溃疡愈合和显著降低溃疡的复发,抑酸治疗复发率为 50%～70%,根除 Hp 治疗复发率为 5%。此外,Hp 感染者中仅 5% 发生消化性溃疡病,说明除了细菌毒力,遗传易感性也发挥了一定的作用。

(二)药物

长期服用 NSAIDs、糖皮质激素、化疗药物、氯吡格雷等药物也是引起消化性溃疡的常见原因。NSAIDs 最常见,与其对胃、肠黏膜的直接损伤和抑制前列腺素 E 的合成有关。

(三)胃酸分泌异常

胃酸及胃蛋白酶的自身消化作用在消化性溃疡的发病中起重要作用。"无酸无溃疡"的观点得到普遍认同。胃酸对消化道黏膜的损害作用只在正常黏膜防御功能遭到破坏时才发生。许多十二指肠溃疡患者存在基础胃酸排泌量(basal acid output,BAO)、夜间泌酸量、最大胃酸排泌量(maximal acid output,MAO)等增高的情况。大多胃溃疡患者胃酸分泌量正常甚至低于正常。一些神经内分泌肿瘤,如胃泌素瘤大量分泌胃泌素,导致高胃酸分泌状态,过多的胃酸成为溃疡形成的起始因素。

(四)胃排空障碍

胃排空减慢刺激胃酸分泌增加,引起胃黏膜损伤;十二指肠胃反流、胆汁、胰液和卵磷脂也能损伤胃黏膜;胃排空增快可使十二指肠的酸负荷加大,损伤黏膜。以上几种情况均可导致溃疡的发生。

(五)其他因素

遗传、应激、吸烟、长期精神紧张、高盐饮食等均与消化性溃疡的发生有关。

二、临床表现

典型的症状为慢性、周期性和节律性的上腹痛;部分患者以出血、穿孔等并发症为首发症状;少数患者无症状,主要见于老年人溃疡、维持治疗中复发性溃疡和 NSAIDs 相关性溃疡。

(一)症状

上腹疼痛或不适是本病的主要症状,疼痛的发生与胃酸刺激溃疡壁的神经末梢有关,常具有如下特点:①性质,钝痛、灼痛、胀痛甚至剧痛,或饥饿样不适;②部位,多位于中上腹,DU 可位于中上腹偏右,GU 可位于中上腹偏左,胃或十二指肠后壁溃疡(特别是穿透性溃疡)可放射至背部;③慢性,病史可达数年至数 10 年;④周期性,发作周期可达数周或数月,缓解期长短不一,好发季节为秋冬和冬春之交;⑤节律性,部分患者疼痛与进餐有关,DU 疼痛多发生在餐后 2～4h,进食或服用抑酸药物可缓解,空腹痛或(和)夜间痛多见,GU 疼痛多在餐后 1h 内发生,1～2h后逐渐缓解,直至下次进食后再次出现;⑥影响因素,疼痛常因精神刺激、过度疲劳、饮食不慎、药物和气候变化等因素诱发或加重,休息、服抑酸药可减轻或缓解。部分患者无上述典型的疼痛,仅出现腹胀、厌食、嗳气、反酸等消化不良的表现。

(二)体征

发作时剑突下可有局部压痛,缓解后无明显的体征。

(三)特殊类型的消化性溃疡

1.无症状型溃疡

患者无任何症状,仅在胃镜或X线钡餐检查时偶然发现,或发生出血、穿孔等并发症时,甚至于尸体解剖时才被发现。此类型以老年人多见。

2.老年人消化性溃疡

GU多见,临床表现可不典型,多发生于高位胃体的后壁或小弯侧,应与胃癌鉴别诊断。

3.幽门管溃疡

幽门管溃疡常伴胃酸分泌过高,餐后立即出现较剧烈而无节律的疼痛,抑酸疗效差,易出现幽门梗阻、出血、穿孔等并发症。

4.球后溃疡

球后溃疡指发生于十二指肠球部以下的溃疡,多位于十二指肠乳头近端。夜间痛和背部放射性疼痛多见,常并发大量出血,药物治疗效果差。

5.复合性溃疡

复合性溃疡指胃与十二指肠同时存在溃疡,多数DU先于GU发生,幽门梗阻发生率较高。

(四)并发症

1.出血

出血是最常见的并发症之一,也是上消化道出血最常见的病因之一。DU多于GU,出血容易复发。临床表现取决于出血的部位、速度和出血量,典型的表现是呕血和黑便,严重者出现周围循环衰竭的表现。

2.穿孔

溃疡穿透浆膜层并发穿孔,分为急性、亚急性和慢性三种类型,以急性穿孔最常见。以急性穿孔后胃内容物渗入腹膜腔引起急性腹膜炎,患者表现为突发性剧烈腹痛,多自上腹部开始迅速蔓延至全腹,腹肌紧张,伴明显的压痛和反跳痛,肠鸣音减弱或消失,部分患者出现休克。亚急性穿孔为邻近后壁的穿孔或较小穿孔,只引起局限性腹膜炎,症状、体征较轻且局限。慢性穿孔为溃疡穿透至浆膜层,与邻近器官、组织粘连,胃肠内容物不流入腹腔,又称穿透性溃疡。

3.幽门梗阻

幽门梗阻多由DU和幽门管溃疡所致。急性梗阻多由溃疡组织水肿或幽门痉挛所致,梗阻为暂时性的,内科治疗后可缓解;慢性梗阻主要由溃疡愈合后瘢痕收缩或与周围组织粘连所致,呈持久性,需内镜下或外科手术治疗。

4.癌变

GU 癌变发生率为 1%～3%，DU 一般不会引起癌变。对中年以上、长期 GU 病史且近来疼痛节律性消失、食欲缺乏、体重明显减轻和粪便隐血持续阳性者应考虑癌变的可能。

三、实验室及其他检查

(一)内镜检查

内镜检查是诊断消化性溃疡最主要的方法。应注意溃疡的部位、形态、大小、深度及溃疡周围黏膜的情况。内镜下消化性溃疡多呈圆形、椭圆形或线形，边缘光滑、底部有灰黄色或白色渗出物，溃疡周围可充血、水肿，可见皱襞向溃疡集中。并发上消化道出血后 24～48 小时内急诊内镜检查可以提高消化性溃疡的确诊率，还可以进行内镜下止血治疗。

(二)X 线钡餐检查

钡剂填充溃疡的凹陷部分造成的龛影是诊断溃疡的直接征象。切面观，壁龛突出胃壁轮廓之外；正面观，龛影呈圆形或椭圆形的密度增深影，周围可见炎性水肿所致的透亮带。溃疡纤维组织收缩使周围黏膜皱襞呈放射状向壁龛集中。

(三)幽门螺杆菌感染检测

消化性溃疡患者应常规做尿素酶试验、组织学检测或核素标记^{13}C 或^{14}C 呼气等试验，以明确是否存在 Hp 感染。细菌培养可用于药物敏感试验和细菌学研究。血清抗体检测只应用于人群普查，不能反映是否为现症感染和 Hp 根除治疗是否有效。

四、诊断要点

病史是诊断消化性溃疡的初步依据，中上腹痛、反酸是消化性溃疡的典型症状。根据慢性病程、周期性发作和节律性上腹疼痛等特点，可做出初步诊断。腹痛发生与进餐时间的关系是鉴别胃与十二指肠溃疡的重要临床依据。内镜检查是确诊消化性溃疡最主要的手段。

五、治疗要点

(一)一般治疗

消化性溃疡活动期要注意休息，避免剧烈运动，避免刺激性饮食，戒烟戒酒。

(二)降低胃酸治疗

抑酸治疗是缓解消化性溃疡症状、愈合溃疡最主要的措施。胃内酸度降低与溃疡愈合存在直接的关系。

1.质子泵抑制剂

质子泵抑制剂是首选的抑酸药物。常用药物包括奥美拉唑、雷贝拉唑、泮托拉唑、埃索美拉唑和兰索拉唑。通常采用标准剂量的 PPI 每天口服 1 次，餐前半小时服药。十二指肠溃疡 4 周 1 个疗程，胃溃疡为 6～8 周 1 个疗程，通常胃镜下溃疡愈合率均在 90% 以上。对于存在高危因素及巨大溃疡的患者，建议适当延长疗程。PPI 的应用可减少上消化道出血等并发症的发生。对于幽门螺杆菌阳性的消化性溃疡，应常规行根除治疗，在抗幽门螺杆菌治疗结束后，仍应继续使用 PPI 至疗程结束。

2.H$_2$受体拮抗剂

常用药物包括西咪替丁、雷尼替丁和法莫替丁。其抑酸效果略逊于 PPI，常规采用标准剂量,每天 2 次,治疗十二指肠溃疡需要 8 周,治疗胃溃疡的时间更长。H₂受体拮抗剂在非酸溃疡中应与胃黏膜保护药联用。

3.碱性制剂

碱性制剂(如碳酸氢钠、氢氧化铝等)具有中和胃酸的作用,目前常作为止痛的辅助用药。在用于治疗消化性溃疡时,建议与抑酸药联合应用。

(三)保护胃黏膜

1.胶体铋剂

胶体铋剂在酸性环境下与溃疡面的黏蛋白形成螯合剂并覆盖于胃黏膜上,抑制胃蛋白酶的活性、保护胃黏膜,且具有干扰幽门螺杆菌代谢的作用,可用于根除 Hp 的联合治疗。因过量聚集可引起脑病,不宜长期应用。

2.硫糖铝

硫糖铝在酸性环境下可凝聚成黏稠的糊状物、覆盖于黏膜表面,起到保护作用。

3.米索前列醇

米索前列醇可抑制胃酸分泌,增加黏膜黏液/碳酸氢盐分泌,增加黏膜血流量,加速黏膜修复,主要用于预防非甾体抗感染药所致的溃疡。

4.其他

其他药物有铝碳酸镁、替普瑞酮等。

(四)根除幽门螺杆菌

根除 Hp 是治疗消化性溃疡的基本方法,是促进溃疡愈合和预防复发的有效措施。既往标准三联疗法(PPI+克拉霉素+阿莫西林)及(PPI+克拉霉素+甲硝唑)根除率已低于或远低于 80%。因此,推荐胶体铋剂+PPI+2 种抗菌药物组成的四联疗法。其中,抗生素的组成方案:①阿莫西林+克拉霉素;②阿莫西林+左氧氟沙星;③阿莫西林+呋喃唑酮;④四环素+甲硝唑或呋喃唑酮。青霉素过敏者推荐的抗菌药物组成方案为:①克拉霉素+左氧氟沙星;②克拉霉素+呋喃唑酮;③四环素+甲硝唑或呋喃唑酮;④克拉霉素+甲硝唑。疗程为 10d 或 14d,可选择其中的 1 种方案作为初次治疗,若初次治疗失败,可在剩余的方案中再选择 1 种方案进行补救治疗。应用抗菌药物和胶体铋剂治疗的患者,应在停药至少 4 周后进行 Hp 感染检测,以评价疗效;应用抑酸剂者应在停药至少 2 周后进行检测。

(五)NSAIDs 相关溃疡的防治

NSAIDs 相关溃疡的治疗首选 PPI,能高效抑制胃酸分泌,显著改善患者的胃肠道症状,预防消化道出血,并能促进溃疡愈合。胃黏膜保护剂可增加前列腺素的合成、清除并抑制自由基、增加胃黏膜血流等作用,对 NSAIDs 相关性溃疡有一定的治疗作用。

(六)手术治疗

手术治疗适用于上消化道大出血经内科紧急处理无效者、急性穿孔、瘢痕性幽门梗阻、内科治疗无效的顽固性溃疡及胃溃疡疑有癌变的患者。

六、常见护理诊断/问题

(1)疼痛。疼痛与胃酸刺激溃疡面引起的化学性炎症反应有关。

（2）营养失调：低于机体需要量。营养低于机体需要量与机体消化吸收障碍有关。

（3）焦虑。焦虑与疾病反复发作、病程迁延有关。

（4）知识缺乏。缺乏消化性溃疡病防治知识。

（5）潜在并发症。常见的并发症有上消化道出血、穿孔、幽门梗阻等。

七、护理措施

（一）休息与活动

溃疡的活动期、症状较重、有并发症的患者应卧床休息，以缓解疼痛等症状。病情较轻者，可适当活动，正常工作。注意劳逸结合，避免过度劳累。

（二）饮食护理

1.饮食原则

给予患者易消化、营养丰富的饮食，嘱其戒烟酒。少量出血无呕吐者，可进温凉、清淡流质饮食；大出血时，暂禁食，出血停止后，可给予温凉流质饮食。

2.食物选择

以面食为主，面食柔软易消化，呈弱碱性，可中和胃酸。不习惯面食者可选择米粥或软米饭替代。蛋白质类食物具有中和胃酸作用，宜安排在两餐之间食用，但牛奶中的钙质有刺激胃酸分泌的作用，故不宜多饮，适量摄入。脂肪类食物到达十二指肠时能刺激小肠分泌抑胃肽，抑制胃酸分泌，同时又可引起胃排空减慢、胃窦扩张，致胃酸分泌增多，故脂肪摄入应适量。避免食用浓肉汤，生、冷、辛辣及粗纤维多的食物。

3.进餐方式

指导患者规律进食，避免暴饮暴食和睡前进食，使胃酸规律分泌，以维持正常消化活动的节律。溃疡活动期宜少量多餐、细嚼慢咽。

4.监测营养

了解患者的食欲、进食方式、食物种类等；评估患者的皮肤、毛发、脂肪状况；定期测量患者的体重、血清蛋白和血红蛋白等营养指标。

（三）病情观察

观察疼痛的部位、性质、程度、范围、持续时间、伴随症状及缓解方式；观察治疗效果；观察饮食是否规律及对疾病的影响；观察有无出血、梗阻、穿孔、癌变等并发症。发现异常，尽快通知医生并协助处理。

（四）疼痛的护理

（1）观察疼痛的特点及影响因素，根据疼痛特点协助患者缓解疼痛。腹痛不缓解、腹痛规律发生变化时警惕穿孔、癌变等并发症的发生。

（2）指导患者适当饮食，减少疼痛，如疼痛前或疼痛时进食碱性食物、少量多餐等。

（3）物理疗法止痛，指导患者保暖、局部热敷等，必要时针灸止痛。

（五）用药护理

1.碱性制剂

氢氧化铝凝胶应在饭后 1h 或睡前服用，片剂应嚼服或碾碎后服用，乳剂在服用前应充分摇匀;避免与奶制品同时服用,二者相互作用可形成络合物,影响疗效。另外,氢氧化铝凝胶能阻碍磷的吸收,引起磷缺乏症,患者出现食欲缺乏、软弱无力,甚至可引起骨质疏松,长期大量服用还可引起严重便秘、代谢性碱中毒与钠潴留,甚至造成肾损害。镁剂易引起腹泻。用药后应注意观察上述不良反应,严重者应通知医生,进行适当处理。

2.H_2受体拮抗剂

H_2受体拮抗剂应在餐中或餐后即刻服用,也可在睡前服用。若同时服用抑酸制剂,则两药间隔时间应在 1 小时以上。若静脉给药,应控制输液速度,速度过快可引起低血压和心律失常。西咪替丁主要经肾排泄,对雄性激素受体有亲和力。因此,用药期间需监测肾功能,观察男性是否有乳腺发育、阳痿、性功能紊乱等不良反应。此外,应用西咪替丁,少数患者还可出现一过性肝功能损害和粒细胞缺乏,出现头晕、头痛、疲倦、皮疹、腹泻等症状。出现上述反应需及时通知医生并协助处理。西咪替丁可随母乳排出,哺乳期应停用此药。

3.质子泵抑制剂

奥美拉唑可引起头晕,尤其是用药初期,故应嘱患者用药期间避免开车等必须高度集中注意力的工作。泮托拉唑的不良反应相对较少,偶可引起头痛、腹泻。

4.胶体铋剂

此药可使舌、牙齿染黑,宜用吸管服用。部分患者服药后出现便秘和粪便变黑,停药后可自行消失。慢性肾功能不全的患者服药期间应监测肾功能。铋剂可导致铋在体内过量聚集而引起脑病,故长期使用的患者应注意神志和意识的变化。

(六)心理护理

了解患者及其家属对疾病的认识,疾病对患者及家庭的影响;评估患者是否存在焦虑、抑郁等不良心理反应。根据患者的具体情况,与患者进行有效沟通,引导其遵医嘱用药、规律饮食,积极配合治疗和护理。

八、健康指导

(一)预防疾病

指导患者规律生活,避免过度紧张、劳累,选择适当的锻炼方式,提高机体抵抗力,预防发病或复发。

(二)疾病指导

指导患者合理饮食、遵医用药、适当活动,积极配合治疗和护理。

(三)随访指导

指导患者观察病情,出现病情变化及时就诊。

九、预后

有效的药物治疗可使溃疡愈合率达 95%,青壮年消化性溃疡的病死率接近于零,老年患者主要死于严重的并发症,病死率<1%。

第三节　胃癌的护理

胃癌是起源于胃黏膜上皮细胞的恶性肿瘤。胃癌是常见的恶性肿瘤之一，位居全球癌症死亡原因的前列。在我国，胃癌在各种恶性肿瘤中居首位，其发病有明显的地域性差别，西北与东部沿海地区明显高于南方地区，农村高于城市。胃癌好发年龄在 50 岁以上，男女发病率之比为 2：1。

一、病因与发病机制

（一）环境与饮食

不同国家和地区胃癌的发病率有明显差异，提示本病与环境因素相关。流行病学研究表明，长期食用霉变、烟熏、腌制及高盐食品，可增加胃癌发病率。烟熏和腌制食品中含高浓度硝酸盐，在胃内形成亚硝酸盐，可与胺结合成致癌的亚硝胺；高盐饮食可直接损伤胃黏膜，使黏膜易感性增加，协同致癌。另外，低蛋白饮食，新鲜蔬菜、水果摄入少等也增加了胃癌的罹患风险；吸烟者的胃癌发病率为不吸烟者的 1.5～3 倍，近端胃癌（特别是胃食管连接处的肿瘤）可能与吸烟有关。

（二）感染

Hp 感染与胃癌有共同的流行病学特点，胃癌高发区人群 Hp 感染率高。幽门螺杆菌能促使硝酸盐转化成亚硝酸盐、亚硝胺而致癌；Hp 感染引起胃黏膜慢性炎症，加速黏膜上皮细胞的过度增生，导致畸变致癌；幽门螺杆菌的毒性产物可能也具有促癌作用。1994 年，世界卫生组织下属的国际癌肿研究机构将 Hp 感染定为人类 Ⅰ 类（即肯定）致癌原。此外，EB 病毒和其他感染因素也可能与胃癌的发生有关。

（三）癌前状态

癌前状态指容易发生癌变的疾病和胃黏膜病理组织学改变，包括癌前疾病和癌前病变。前者是指与胃癌相关的胃部良性疾病，有发生胃癌的危险；后者是指较易转变为癌组织的病理学变化。癌前疾病包括胃息肉、胃溃疡、残胃炎、慢性萎缩性胃炎；癌前病变包括胃黏膜肠上皮化生和异型增生。异型增生根据细胞的异型程度，可分为轻、中、重三度，重度异型增生与分化较好的早期胃癌有时很难区分。

（四）遗传因素

遗传与分子生物学研究表明，与胃癌患者有血缘关系的亲属，其胃癌发病率较对照组高 4 倍，浸润型胃癌有更高的家族发病倾向。胃癌的癌变是一个多因素、多步骤、多阶段发展过程，涉及癌基因、抑癌基因、凋亡相关基因与转移相关基因等的改变，而基因改变的形式也是多种多样的。

二、病理

（一）发生部位

以胃窦部为主，其次是贲门部，胃体较少见。

(二)大体分型

1.早期胃癌

早期胃癌是指病变仅限于黏膜和黏膜下层,不论病灶大小或有无淋巴结转移。

2.进展期胃癌

癌组织一旦突破黏膜下层即为进展期胃癌。癌组织超出黏膜下层侵入胃壁肌层为中期胃癌;病变达浆膜下层或是超出浆膜向外浸润至邻近脏器或有转移为晚期胃癌。中、晚期胃癌统称为进展期胃癌。

(三)组织病理学

胃癌绝大多数是腺癌,极少数是腺鳞癌、鳞癌、类癌等。根据分化程度分为高分化、中分化与低分化 3 种。

(四)扩散转移方式

1.直接蔓延

侵袭至相邻器官,胃底贲门癌侵犯食管、肝及大网膜、胃体癌侵犯大网膜、肝及胰腺等。

2.淋巴结转移

胃的淋巴系统与锁骨上淋巴结相连、转移到该处时称为 Virchow 淋巴结。

3.血行转移

最常转移到肝,其次是肺、腹膜及肾上腺。

4.种植转移

癌细胞浸出浆膜层,脱落进入腹腔,种植于肠壁和盆腔。

三、临床表现

(一)早期胃癌

多无明显症状和体征,部分患者可有上腹部不适、反酸、嗳气、早饱等非特异性消化道症状及上腹部深压不适或疼痛的体征。

(二)进展期胃癌

最常见的症状是腹痛和体重减轻,常伴有食欲缺乏、厌食、软弱无力等症状。腹痛开始仅为上腹部饱胀不适,餐后加重,继之隐痛不适,进食或服用制酸剂不能缓解;部分患者可有呕血、黑便,可伴贫血。贲门附近的胃癌可有胸骨后疼痛、进行性哽噎感;幽门附近的胃癌可引起幽门梗阻。癌症转移可引起腹腔积液、黄疸、咳嗽、呃逆等症状。最常见的体征是上腹压痛,1/3 的患者上腹部可触及肿块。发生转移时可有肝大、黄疸、左锁骨上淋巴结肿大、直肠前隐窝肿块等。

(三)伴癌综合征

部分患者可出现血栓性静脉炎、黑棘皮病、多发性神经炎等表现,相应的症状、体征可在胃癌诊断前出现。

四、实验室及其他检查

(一)胃镜检查

胃镜检查是目前最可靠的诊断手段。早期胃癌可表现为小的息肉样隆起或凹陷,黏膜变色、粗糙不平呈颗粒状或不易辨认；进展期胃癌可表现为凹凸不平、表面污秽的肿块，或不规则、较大溃疡，常见渗血及溃烂。

(二)X 线钡餐检查

目前，X 线钡餐检查仍为诊断胃癌的常用方法。常采用气钡双重造影，通过黏膜相和充盈相的观察确定诊断。早期胃癌的主要改变为黏膜相异常，进展期胃癌的形态与胃癌大体分型基本一致。

(三)肿瘤标志物

癌胚抗原(CEA)在 40%～50% 的胃癌病例中升高，在随访中有一定意义。

(四)腹部超声

在胃癌诊断中，腹部超声主要用于观察胃的邻近脏器(特别是肝、胰)受浸润及淋巴结转移的情况。

五、诊断要点

胃癌诊断主要依靠胃镜检查和病理活检。早期诊断是根治胃癌的前提，故对有中上部腹痛、消化不良、呕血或黑便者应及时行胃镜检查。对以下高危患者应定期复查胃镜：

(1)慢性萎缩性胃炎伴肠化生或异型增生者。

(2)良性溃疡经正规治疗 2 个月无效。

(3)胃切除术后 10 年以上者。

六、治疗要点

(一)内镜治疗

内镜治疗适用于高分化或中分化、无溃疡、直径小于 2cm 且无淋巴结转移者。若病理检查发现切除组织边缘癌变或侵袭到黏膜下层，应追加手术治疗。

(二)手术治疗

早期胃癌可采取胃部分切除术。进展期胃癌若无远处转移，则尽可能行根治性切除；伴远处转移或梗阻者可行姑息性手术，以保持消化道通畅。外科手术切除加区域淋巴结清扫是目前进展期胃癌的主要治疗手段。

(三)化学治疗

化学治疗用于根治性手术的术前、术中和术后，可延长生存期。晚期胃癌患者适量化疗，能减缓肿瘤的发展速度，改善症状，有一定的近期效果。早期胃癌根治术后原则上不必辅助化疗，有下列情况者应行辅助化疗：病理类型恶性程度高；肿瘤直径＞5cm；多发癌灶；年龄低于40 岁。进展期胃癌根治术、姑息手术后、术后复发者需要化疗。胃癌化疗给药途径有口服、静脉、腹膜腔给药及动脉插管区域灌注给药等。常用的化疗药物有替加氟、氟尿嘧啶、丝裂霉素、顺铂、多柔比星(阿霉素)、依托泊苷等。近年来，紫杉醇、草酸铂、拓扑酶抑制剂、希罗达等新的化疗药物开始用于胃癌。

(四)其他治疗

其他治疗包括放疗、热疗、免疫治疗、中医中药治疗等。胃癌的免疫治疗包括：非特异性，物反应调节剂，如卡介苗、香菇多糖等；细胞因子，如白细胞介素、干扰素、肿瘤坏死因子等。抗血管形成基因是研究较多的基因治疗方法,可能在胃癌的治疗中发挥作用。

七、常见护理诊断/问题

(1)焦虑、恐惧。焦虑、恐惧与对疾病的发展缺乏了解、担忧癌症预后有关。

(2)疼痛。疼痛与胃黏膜受损、癌细胞浸润有关。

(3)营养失调:低于机体需要量。营养低于机体需要量与摄入不足及消耗增加有关。

(4)潜在并发症。常见的并发症有出血、感染、吻合口瘘、消化道梗阻、倾倒综合征和低血糖综合征等。

(5)知识缺乏。缺乏与胃癌综合治疗相关的知识。

八、护理措施

(一)休息与活动

保持安静、整洁和舒适的环境,有利于睡眠和休息。早期胃癌患者经过治疗后可从事一些轻工作和锻炼,应注意劳逸结合。中、晚期胃癌患者需卧床休息,以减少体力消耗。恶病质患者做好皮肤护理,定时翻身并按摩受压部位。做好生活护理和基础护理,使患者能心情舒畅地进行治疗。禁食或进行胃肠减压患者,予以静脉输液,以维持营养需要。恶心、呕吐的患者,进行口腔护理。

(二)饮食护理

给予高热量、高蛋白、丰富维生素与易消化的食物,禁食霉变、腌制、熏制食品。宜少量多餐,选择患者喜欢的烹调方式来增加其食欲。化疗患者往往食欲缺乏,应多鼓励进食。

(三)病情观察

观察患者生命体征的变化,观察腹痛、腹胀及呕血、黑便的情况,观察化疗前后症状及体征改善情况。晚期胃癌患者抵抗力下降,身体各部易发生感染,应加强护理与观察,保持口腔、皮肤的清洁。疼痛患者注意观察疼痛特点及用药效果,出现剧烈腹痛和腹膜刺激征,应考虑胃穿孔或肠穿孔,及时通知医师并协助处理。长期卧床患者要定期翻身、按摩,指导并协助进行肢体活动,以预防压疮及血栓性静脉炎的发生。

(四)疼痛的护理

1.一般护理

保持环境安静、舒适,减少对患者的不良刺激和心理压力;认真倾听患者对疼痛的感受,及时做出适当的回应和处理;指导患者深呼吸、听音乐、冥想等分散注意力,进行按摩、热敷等物理治疗、降低疼痛和疼痛的敏感性。协助患者日常活动,避免诱发和加重疼痛。

2.药物止痛的护理

遵医嘱按照 WHO 推荐的三阶梯疗法给予止痛药,即首选非麻醉性镇痛药,再依次加用弱麻醉性、强麻醉性镇痛药,并配合使用辅助性镇痛药物。治疗中避免止痛药物用量过大增加不良反应或者用量不足不能缓解疼痛。

3.患者自控镇痛的护理

该方法是用计算机化的注射泵,经由静脉、皮下或椎管内连续性输注止痛药,患者可自行间歇性给药。治疗前应向患者及家属说明注射泵的使用方法及注意事项,指导患者根据疼痛规律给药。

(五)化疗期间的护理

严密观察药物引起的局部及全身反应,如恶心、呕吐、白细胞降低及肝、肾功能异常等,并应及时与医生联系,及早采取处理措施。化疗期间还应保护好血管,避免药液外漏引起的血管及局部皮肤损害。一旦发生静脉炎,立即予以2%利多卡因局部封闭或50%硫酸镁湿敷、热敷、理疗等。若有脱发,可让患者戴帽或用假发,以满足其对自我形象的要求。

(六)心理护理

当患者及家属得知疾病诊断后,往往无法很坦然地面对。患者情绪上常表现出否认、悲伤、退缩和愤怒的情绪,甚至拒绝接受治疗,而家属也常出现焦虑、无助的情绪,有的甚至挑剔医护活动。护理人员应给予患者及家属心理上的支持。根据患者的性格、人生观及心理承受能力来决定是否告知病情真相。耐心做好解释工作,了解患者各方面的要求并予以满足,调动患者的主观能动性,使之能积极配合治疗。对晚期患者,应予以临终关怀,使患者能愉快地度过最后时光。

九、健康指导

(一)预防疾病

在人群中大力宣传饮食与胃癌的关系,多食新鲜水果、蔬菜,饮用绿茶,正确贮藏食物;避免大量进食烟熏、腌制、高盐食品。患胃息肉、萎缩性胃炎、胃溃疡的患者应定期检查,做到对胃癌的早发现、早治疗。

(二)疾病指导

胃癌患者应保持情绪稳定,生活规律、适当活动、合理饮食,遵医嘱用药,进行病情监测,定期复诊。

十、预后

进展期胃癌若不治疗,存活时间平均约为1年。根治术后五年存活率取决于胃壁受累深度、淋巴结受累范围和肿瘤生长方式。早期胃癌预后良好,术后五年存活率可达90%~95%;侵及肌层或深达浆膜层者,预后不佳。

第四节　炎症性肠病的护理

炎症性肠病(inflammatory bowel disease,IBD)是一种病因未明的慢性非特异性肠道炎症性疾病,有终身复发倾向,包括溃疡性结肠炎(ulcerative colitis,UC)和克罗恩病(Crohn disease,CD)。IBD是北美和欧洲的常见病,好发于青壮年期。近30年来,日本IBD发病率亦呈逐步增高趋势。我国虽尚无普通人群的流行病学资料,但10多年来,本病就诊人数呈逐步增加趋势,IBD 在我国已成为消化系统常见病。本病好发年龄为 15~30 岁,男、女发病率均无明显差异。

一、病因与发病机制

本病病因尚未完全明确,已知肠道黏膜免疫异常所导致的炎症反应在 IBD 发病中起重要作用,环境遗传、感染等因素也参与疾病的发病。总之,本病的发生是多因素相互作用的结果。

(一)环境因素

炎症性肠病的发病率有明显的地域差异,提示环境因素与本病的发病有关。近年来,发达国家 IBD 发病率持续增高。另外,吸烟、服用避孕药等因素也与疾病的发生有关。

(二)遗传因素

炎症性肠病有明显的家族聚集性和种族差异,是一种多基因遗传性疾病。白种人发病率较高,黑人、拉丁美洲及亚洲人群发病率相对较低;患者一级亲属发病率显著高于普通人群,而其配偶的发病率不增加。单卵双胞胎的发病率显著高于双卵双胞胎。

(三)感染因素

目前认为,多种微生物参与了 IBD 的发生、发展。IBD 是针对自身正常肠道菌群的异常免疫反应性疾病。有研究认为,副结核分枝杆菌及麻疹病毒与克罗恩病有关。

(四)免疫因素

一般认为,炎症性肠病与免疫异常有关,参与免疫炎症过程的因子和介质很多,但相互作用的机制还不完全清楚。

总之,IBD 是环境因素作用于遗传易感者,在肠道菌群的参与下,启动了发作与缓解交替的肠道天然免疫及获得性免疫反应,导致肠黏膜屏障损伤、溃疡经久不愈、炎性增生等病理改变。溃疡性结肠炎和克罗恩病是同一疾病的不同亚型,组织损伤的基本病理过程相似,由于致病因素不同,发病的具体环节不同,最终导致组织损害的表现不同。

二、溃疡性结肠炎概述

溃疡性结肠炎又称非特异性溃疡性结肠炎,是一种病因不明的直肠和结肠的慢性炎症性疾病,以 20~30 岁的青年最多见。

(一)病理

病变主要位于直肠和乙状结肠,可扩展至降结肠、横结肠,少数可累及全结肠及末段回肠。病变呈连续性和弥散性分布,一般仅限于黏膜和黏膜下层,少数重症者可累及肌层。病变反复发作,可出现炎性息肉、急性穿孔、瘢痕形成甚至肠腔狭窄等。少数患者有结肠癌变。

(二)临床表现

本病多数起病缓慢,少数急骤。病情轻重不一,易反复发作。精神刺激、劳累、饮食失调、感染等可诱发本病。

1.消化道症状

(1)腹泻。腹泻是本病最主要的症状,活动期有黏液脓血便。轻者每日排便 2~4 次;重者每日排便可达 10 次以上,呈水样便。病变局限在直肠和乙状结肠的患者,偶有腹泻与便秘交替的现象。

(2)腹痛。腹痛位于左下腹或下腹,亦可涉及全腹,呈阵发性,有疼痛—便意—便后缓解的规律。严重者有恶心、呕吐、食欲缺乏、里急后重等表现。

2.全身症状

常有轻度贫血、低热或中等度热,急性重型患者可因失血致严重贫血,高热伴全身毒血症状多提示有并发症或见于急性暴发型。重症患者可出现衰弱、消瘦、低蛋白血症、水和电解质平衡紊乱等营养不良的表现。

3.体征

轻型或缓解期患者多无阳性体征。重型患者可有发热、脉速,左下腹或全腹压痛,常触及硬如管状的降结肠或乙状结肠。若出现腹部膨隆、叩诊鼓音,触诊腹肌紧张、压痛、反跳痛、肠鸣音减弱,提示并发肠穿孔、中毒性结肠扩张等。直肠指检常有触痛,指套染血。

4.肠外表现

肠外表现可表现为口腔复发性溃疡、结节性红斑、外周关节炎、坏疽性脓皮病、巩膜睫状体炎、前葡萄膜炎等。

5.并发症

不多见,可并发中毒性巨结肠、直肠结肠癌变、大出血、急性肠穿孔、肠梗阻等。

6.临床分型

(1)根据病情严重程度分型。①轻型,多见,腹泻每日 4 次以下,便血轻或无,无发热、脉速,贫血轻或无,血沉正常;②重型,腹泻每天 6 次以上,并有明显的黏液脓血便,体温＞37.5℃,脉搏＞90次/min,血红蛋白＜100g/L,血沉＞30mm/h;③中型,介于轻型和重型之间。

(2)根据病变部位分型。可分为直肠炎、直肠乙状结肠炎、左半结肠炎、广泛性或全结肠炎。

(三)实验室及其他检查

1.结肠镜检查

结肠镜检查是最重要的诊断手段之一。病变多从直肠开始,呈连续性、弥散性分布;黏膜血管模糊、充血、水肿及附有脓性分泌物,呈细颗粒状;严重病变呈弥散性糜烂和多发溃疡。

2.X 线钡剂灌肠

①结肠黏膜紊乱和(或)颗粒样改变,结肠袋形加深;②多发性浅溃疡,表现为肠壁外廓毛刺或锯齿状及龛影,也可有息肉引起的多个小的圆形或卵圆形充盈缺损;③晚期结肠缩短,结肠袋消失,管壁强直呈铅管状,管腔狭窄。

3.实验室检查

贫血常见。活动期血沉和 C 反应蛋白增高。重症患者可有血清蛋白下降、电解质紊乱等。粪便肉眼可见黏液脓血,显微镜检可见红细胞、脓细胞和巨噬细胞。

(四)诊断要点

根据慢性起病,反复发作的腹痛、腹泻、排黏液血便、体重下降、贫血、发热等表现,结合 X线、结肠镜及病理组织学检查的特征性改变,即可确诊本病。但需排除细菌性痢疾、阿米巴痢疾、血吸虫病、肠结核及克罗恩病、放射性肠炎等特异性结肠炎症。

（五）治疗要点

1.一般治疗

强调休息和营养支持,给予营养丰富的少渣饮食,病情严重者禁食,给予肠外营养治疗。

2.氨基水杨酸制剂

氨基水杨酸制剂是治疗轻度 UC 的主要药物,包括柳氮磺吡啶（SASP）和 5-氨基水杨酸（5-ASA）制剂,适用于轻、中度患者或经糖皮质激素治疗已缓解的患者,可口服或睡前保留灌肠,其中柳氮磺吡啶最常用。其他如美沙拉嗪、奥沙拉嗪和巴柳氮是控释剂型,不良反应较少,但价格较贵。

3.糖皮质激素

糖皮质激素通过抑制 T 细胞激活及细胞因子分泌发挥抗感染作用,适用于急性发作期及对氨基水杨酸制剂疗效不佳的患者,特别适用于重度患者及急性爆发型的患者,可口服或静脉给药,也可保留灌肠。

4.免疫抑制剂

通过阻断淋巴细胞增生、活化或效应机制而发挥作用,适用于对激素治疗效果不佳或对激素依赖的患者,如硫唑嘌呤或巯嘌呤。

5.生物制剂

英夫利昔单抗（IFX）是目前治疗 IBD 应用时间较长的生物制剂,能使包括儿童在内的大部分患者得到长期维持缓解、组织愈合。其他药物包括阿达木单抗、赛妥珠单抗。生物制剂有激活潜在的结核菌及乙型肝炎感染的风险,可影响机体免疫监视功能,增加肿瘤发生率。

6.手术治疗

中毒性巨结肠、内科不能控制的大出血需及时手术,并发癌变、肠穿孔、肠梗阻、瘘管与脓肿形成等需手术治疗。

三、克罗恩病概述

克罗恩病是一种原因不明的肠道炎症性疾病,可发生于胃肠道的任何部位,好发于末端回肠和右半结肠。克罗恩病以腹痛、腹泻、肠梗阻为主要症状且有发热、营养障碍等肠外表现。病程多迁延,常有反复。

（一）病理

病变多见于末段回肠和邻近结肠,回肠及空肠也可受累,呈节段性或跳跃式分布。当病变累及肠壁全层,肠壁增厚变硬,肠腔狭窄,可发生肠梗阻。溃疡穿孔可致局部脓肿,或穿透至其他肠段、器官、腹壁,形成内瘘或外瘘,慢性穿孔可引起粘连。

（二）临床表现

克罗恩病的临床表现与 UC 类似,一般起病缓慢,少数急骤。本病病情轻重不一,易反复发作。精神刺激、过度疲劳、饮食失调、继发感染等因素可诱发 CD 急性加重。

1.消化系统表现

（1）腹痛。腹痛是最常见的症状,以右下腹痛多见,其次为脐周或全腹痛。腹痛常于餐后加重,排便或肛门排气后缓解。若腹痛持续,则提示腹膜炎症或腹腔内脓肿形成。少数患者首发症状是肠梗阻或肠穿孔。

(2)腹泻。腹泻是 CD 的常见症状,与 UC 相比便血量少,多数每日 2~6 次,粪便呈糊状,一般无黏液和脓血。病变累及直肠者,可有里急后重;累及肛门,有肛门内隐痛,可伴肛周脓肿、肛瘘等。

(3)腹部包块。腹部包块以右下腹和脐周多见,系肠粘连、肠壁和肠系膜增厚、肠系膜淋巴结肿大所致,内瘘形成及腹内脓肿均可引起腹部包块。因透壁性炎性病变穿透肠壁全层至肠外组织或器官而形成瘘管,是 CD 的临床特征之一。

(4)其他。其他表现有恶心、呕吐、食欲缺乏、体重减轻等。

2.全身表现

患者可有轻度贫血,急性起病、大量便血时可出现严重贫血;约 1/3 的患者有中度热或低热,间歇出现,为肠道活动性炎症及组织破坏后毒素吸收所致;肠道吸收障碍和消耗过多常引起消瘦、贫血、低蛋白血症等。年幼发病者可有生长发育迟缓。

3.肠外表现

肠外表现包括关节炎、虹膜睫状体炎、肝功能障碍和皮肤病变。

4.并发症

并发症以肠梗阻最常见,其次为急性穿孔、腹腔内脓肿、便血,直肠或结肠受累者可发生癌变。

(三)实验室及其他检查

1.实验室检查

血常规常有白细胞增高,红细胞及血红蛋白降低,血细胞比容降低,血沉增快。便常规可见红、白细胞,隐血试验呈阳性。血生化检查黏蛋白增加,清蛋白降低。血清钾、钠、钙、镁等可下降。

2.影像学检查

肠道钡餐造影可了解末端回肠或其他小肠的病变情况。病变呈节段性分布,有炎性改变,如裂隙状溃疡、"卵石征"、假息肉、单发或多发性狭窄、瘘管形成等。钡剂灌肠有助于结肠病变的诊断,气钡双重造影可提高诊断率。腹部 CT 检查能确定是否有增厚且相互分隔的肠袢,对腹腔内脓肿的鉴别诊断有一定价值。

3.内镜检查

内镜检查是确诊疾病的主要方法。结肠镜检查表现为纵行或阿弗他溃疡、鹅卵石样增生、肠腔狭窄僵硬等改变,而周围黏膜正常。胶囊内镜发现早期小肠黏膜表面病变的敏感性更高。

(四)诊断要点

有典型临床表现为疑诊 CD,若符合结肠镜或影像学检查中的一项,可为拟诊。若有非干酪样肉芽肿、裂隙性溃疡和瘘管、肛门部病变特征性改变之一,则可以确诊。初发病例、临床表现和结肠镜改变均不典型者应列为疑诊而随访。

(五)治疗要点

治疗目的在于控制病情,缓解症状,减少复发,防治并发症。

1.氨基水杨酸制剂

氨基水杨酸制剂包括柳氮磺胺吡啶(SASP)、巴柳氮、奥沙拉嗪及美沙拉嗪。其中,末段回肠型和回肠型应使用美沙拉嗪。对中度活动性 CD 疗效不确切。

2.糖皮质激素

糖皮质激素是中度活动性 CD 治疗的首选。病变局限于回盲部者可考虑使用布地奈德,以减少不良反应,但疗效不如全身激素治疗。病情严重者并发症多,手术率及病死率高,应及早采取积极有效措施,确定有无并发脓肿或肠梗阻、全身并发症(如机会感染),并做相应处理。治疗上可考虑口服或静脉用激素。

3.免疫抑制剂

激素无效或激素依赖时加用硫嘌呤类药物或氨甲蝶呤(MTX)。这类免疫抑制剂对诱导活动性 CD 缓解与激素有协同作用,但起效较慢,硫唑嘌呤要在用药 12~16 周时才达到最大疗效。

4.生物制剂

英夫利昔单抗(IFX)用于激素及上述免疫抑制剂治疗无效或激素依赖者,或不能耐受上述药物治疗者。对于病情较重者亦可一开始就应用。

5.其他内科治疗

环丙沙星和甲硝唑仅用于有合并感染者。

6.外科治疗

激素治疗无效者可考虑手术治疗。但手术治疗不能治愈疾病,多次手术的概率很大。

四、常见护理诊断/问题

(1)腹泻。腹泻与肠道炎症有关。

(2)急性/慢性疼痛:腹痛。腹痛与肠道炎症、溃疡、痉挛有关。

(3)营养失调:低于机体需要量。营养低于机体需要量与长期腹泻及吸收障碍有关。

五、护理措施

(一)休息与活动

为患者提供安静、舒适的休息环境,病室没有卫生间的应给患者留置便器。重症患者应卧床休息,轻症患者应适当休息,减少活动,避免劳累。

(二)饮食护理

以高热量、高蛋白、高维生素、少纤维素、易消化的饮食为主,避免生冷、辛辣、乳制品、多纤维素饮食。活动期患者给予流质或半流质饮食,病情好转后改为易消化的少渣饮食,病情严重者应禁食,给予肠外营养。

(三)用药护理

严格掌握用药剂量和疗程,注意观察药物的疗效及不良反应。柳氮磺胺吡啶可引起恶心、呕吐、皮疹、粒细胞减少及再生障碍性贫血等,糖皮质激素对胃肠道有刺激,长期应用可引起高血压、高血糖、水钠潴留、向心性肥胖等,相当部分患者表现为激素依赖,多因减量或停药而复发。、免疫抑制剂可引起白细胞减少等骨髓抑制作用。因此,柳氮磺胺吡啶和糖皮质激素应饭后服用,以减少消化道不良反应,用药期间注意监测血常规、血压、血糖,向患者说明遵医嘱用药的重要性,不可随意停药和减量,以防疾病复发。

(四)对症护理

1.腹泻

应注意观察腹泻的次数、性状及伴随的症状,注意腹部保暖,可用热水袋进行腹部热敷,以减少腹部不适;做好肛周皮肤护理,排便后用清水清洗肛周,必要时涂抹凡士林或抗生素软膏;保持清洁卫生,及时清理污染的衣服及床上物品,维护患者的尊严。

2.腹痛

应注意观察患者腹痛的性质、部位和程度,指导患者放松、分散注意力、局部热疗等,以减轻腹痛;腹痛剧烈者,遵医嘱给予止痛药物,用药后注意观察止痛效果及有无口干、恶心、呕吐等不良反应。注意观察患者病情,一旦出现大出血、肠梗阻、肠穿孔等并发症的征象,立即通知医生并协助抢救。

(五)心理护理

向患者介绍疾病的相关知识,使患者做好长期治疗准备。进行心理疏导,使患者学会自我控制不良情绪,减少精神因素对疾病的影响。

六、健康指导

指导患者保持情绪稳定,积极面对疾病;生活规律,合理饮食,合理休息与活动;遵医嘱用药,不随意换药或停药;观察病情,按时复诊。

第五节 肝硬化的护理

肝硬化是由多种病因引起的,以肝组织弥散性纤维化、假小叶和再生结节形成特征的慢性进行性肝病。疾病代偿期无明显的症状,失代偿期以肝功能损害和门静脉高压为主要表现,晚期常出现消化道出血、感染、肝性脑病等严重并发症。本病是常见病,以青壮年男性多见,35~50岁为发病高峰年龄。

一、病因与发病机制

(一)病因

在我国,病毒性肝炎是引起肝硬化的主要原因,占全部肝硬化的60%~80%;在欧美国家,酒精性肝硬化占全部肝硬化的50%~90%。

1.病毒性肝炎

病毒性肝炎多数由慢性肝炎引起,少数由急性或亚急性肝炎发展为肝硬化。最常见的病因是乙型病毒性肝炎,其次是丙型病毒性肝炎,甲型和戊型病毒性肝炎一般不演变为肝硬化。

2.酒精

长期大量饮酒,乙醇及其代谢产物可损伤肝细胞,引起肝脏脂肪沉积,进而发展为酒精性肝炎、肝脏纤维化,最终导致酒精性肝硬化。

3.胆汁淤积

各种原因引起的肝内、外胆管阻塞,导致胆汁淤积持续存在,均可使肝细胞变性、坏死,引起原发性或继发性胆汁性肝硬化。

4.循环障碍

慢性心力衰竭、缩窄性心包炎、肝静脉和(或)下腔静脉阻塞等,可致肝脏淤血、肝细胞变性及纤维化,最终发展为淤血性肝硬化。

5.药物或化学毒物

长期服用甲基多巴、双醋酚汀、异烟肼等损伤肝脏的药物,或长期接触四氯化碳、磷、砷等化学毒物,可引起中毒性肝炎,最终演变为肝硬化。

6.其他

长期营养不良、肥胖或糖尿病导致的脂肪肝均可发展为肝硬化。部分患者发病原因不能确定,称隐源性肝硬化。

(二)发病机制

各种肝硬化的病理变化和发展演变过程基本一致,一般为:肝细胞变性、坏死→正常的肝小叶结构破坏→再生结节和假小叶形成→肝脏纤维化、肝内血管增生和循环紊乱。此外,由于血管增生,使肝内门静脉、肝静脉和肝动脉三系血管之间失去正常关系,出现交通吻合支,这不仅是门静脉高压形成的基础,也是加重肝细胞营养障碍、促进肝硬化发展:的重要机制。

二、临床表现

本病通常起病隐匿,进展缓慢,潜伏期可达 3～5 年或更长。临床上将肝硬化分为肝功能代偿期和失代偿期。

(一)代偿期

代偿期患者多数无症状或症状较轻,常有腹部不适、疲乏无力、食欲减退、消化不良等表现,多呈间歇性,常于劳累、精神紧张或伴发其他疾病时出现,休息或治疗后可缓解。肝轻度肿大,质变硬,有压痛,脾脏轻、中度肿大。肝功能正常或轻度异常。

(二)失代偿期

失代偿期患者症状较明显,主要表现为肝功能减退和门静脉高压,常伴其他系统症状。

1.肝功能减退

(1)全身表现。患者一般状况较差,易出现疲倦、乏力、精神不振;营养状况较差,表现为消瘦、面色灰暗(肝病面容)、皮肤干枯粗糙、水肿、舌炎、口角炎等;可有不规则发热,常与病情活动、感染有关。

(2)消化道症状。食欲减退最常见,甚至出现厌食。患者表现为上腹不适、恶心、呕吐,餐后加重,进食油腻食物易引起腹泻。

(3)黄疸。表现为皮肤、巩膜黄染,尿色加深,肝细胞进行性或广泛坏死;肝衰竭时,黄疸持续加重,多系肝细胞性黄疸。

(4)出血倾向和贫血。患者常有皮肤紫癜、鼻出血、牙龈出血或胃肠道出血等,这与肝合成凝血因子减少、脾功能亢进和毛细血管壁脆性增加有关。贫血与营养不良、肠道吸收障碍、消化道出血、脾功能亢进等因素有关。

(5)内分泌紊乱。肝功能减退对雌激素的灭活减少,使雌激素水平升高,雄激素和肾上腺皮质激素合成减少。男性患者常出现性欲减退、睾丸萎缩、乳房发育等;女性患者出现月经失调、闭经、不孕等症状;部分患者出现肝掌和蜘蛛痣,主要分布在面颈部、上胸部、肩部、上肢等上腔静脉引流区域。

2.门静脉高压

腹腔积液,侧支循环的建立和开放,脾大、脾功能亢进是门静脉高压的三大临床表现。

(1)腹腔积液。腹腔积液是肝硬化失代偿期最突出的临床表现。患者常有腹胀,饭后明显;大量腹腔积液使腹壁皮肤绷紧发亮,腹部高度膨隆、横膈抬高,可导致脐疝的发生及呼吸运动受限,患者可出现呼吸困难、心悸。叩诊可呈移动性浊音阳性。腹腔积液的形成是肝功能减退和门脉高压的共同结果,与下列因素有关:①门静脉压力增高,腹腔内脏血管床静水压增高,致组织液回吸收减少而漏入腹腔,是腹腔积液形成的决定性因素;②低清蛋白血症,血浆清蛋白低于30g/L,血浆胶体渗透压降低,致使血管内血液成分漏入腹腔或组织间隙;③有效循环血容量不足,循环血容量不足使肾血流量降低,激活肾素-血管紧张素-醛固酮系统导致体内水钠潴留;④肝淋巴液生成增多,肝静脉回流受阻,肝淋巴液生成增多,超过胸导管回吸收的能力;⑤肝对醛固酮和抗利尿激素灭活减少,继发性的醛固酮和抗利尿激素增多,进一步加重体内水钠潴留。

(2)侧支循环的建立和开放。在正常情况下,门静脉与腔静脉系统之间的交通支细小。门静脉高压时,腹腔脏器的回心血流经肝受阻,导致门静脉与腔静脉系统之间建立侧支循环。临床上重要的侧支循环包括:①食管和胃底静脉曲张,由门静脉系的胃冠状静脉和腔静脉系的食管静脉、奇静脉之间沟通开放形成,曲张的静脉破裂出血是肝硬化门静脉高压最常见的并发症,病死率高;②腹壁静脉曲张,由于门静脉高压,出生后闭合的脐静脉与脐旁静脉重新开放,其血流经腹壁静脉分别进入上、下腔静脉,导致腹壁静脉曲张;③痔静脉扩张,门静脉系的直肠、上静脉与下腔静脉的直肠中、下静脉沟通扩张形成痔核,破裂时引起便血。

(3)脾大、脾功能亢进。脾大、脾功能亢进是肝硬化门静脉高压较早出现的体征。门静脉高压引起脾静脉回流受阻,使脾脏淤血肿大,单核-巨噬细胞增生,引起脾大和脾功能亢进。

(三)并发症

1.上消化道出血

上消化道出血是最常见的并发症,主要的原因是食管或胃底静脉曲张破裂,多由进食粗糙食物、腹内压增高等因素诱发,常突然发生大量呕血或黑便,可造成出血性休克或诱发肝性脑病。另外,急性胃黏膜糜烂、消化性溃疡及门静脉高压胃病也可引起上消化道出血。

2.感染

感染以自发性腹膜炎多见,其他有肺部感染、肠道感染、胆道感染和尿路感染。

3.肝性脑病

肝性脑病是晚期肝硬化的最严重并发症,也是肝硬化患者最常见的死亡原因。

4.肝肾综合征

肝硬化时,由于有效循环血容量减少,导致肾皮质缺血和肾小球滤过率下降而引发肾衰竭。常在难治性腹腔积液、进食减少、利尿剂应用不当、自发性腹膜炎、肝衰竭时诱发,表现为少尿、无尿、氮质血症、稀释性低钠血症。

5.肝肺综合征

严重肝病、肺内血管扩张和动脉血氧合功能障碍称为肝肺综合征(HPS),晚期肝病患者的发生率为13%~47%。肝硬化时,一氧化氮、胰高血糖素等内源性扩血管物质增加,使肺内毛细血管扩张,肺间质水肿、肺动静脉分流及胸膜腔积液压迫引起通气障碍,导致通气/血流比例失调和弥散功能下降。临床上主要表现为呼吸困难、发绀和杵状指。吸氧只能缓解症状,不能逆转病程,预后较差。

三、实验室及其他检查

(一)血常规

代偿期多正常;失代偿期可有贫血,脾功能亢进时白细胞和血小板计数减少。

(二)尿液检查

代偿期尿常规无明显异常;失代偿期尿中可有管型、蛋白和红细胞;黄疸时尿胆红素呈阳性,尿胆原增加。

(三)肝功能检查

代偿期正常或轻度异常,失代偿期多有异常。肝细胞轻度损伤,转氨酶轻、中度增高,并以谷丙转氨酶(ALT)增高显著;肝细胞损伤、坏死严重,转氨酶增高以谷草转氨酶(AST)为主,甚至出现转氨酶不高,胆红素显著增高的酶-胆分离现象。蛋白质代谢检查示清蛋白降低、球蛋白增高,血氨升高。凝血酶原时间可延长,重症患者还可出现血胆红素增高、胆固醇降低等异常。

(四)免疫功能检查

IgG增高最为显著,T淋巴细胞常低于正常,部分患者体内出现抗核抗体等。病毒性肝炎肝硬化患者,乙型、丙型、丁型肝炎病毒标志物可呈阳性反应。

(五)腹腔积液检查

常规检查包括:一般性状检查,如颜色、透明度、比重和凝固性;化学检查,如蛋白定量定性、葡萄糖、乳酸及乳酸脱氢酶;细菌学检查等。腹腔积液多为漏出液,若合并原发性腹膜炎、结核性腹膜炎或癌变时,腹腔积液性质可发生相应的变化。

(六)胃镜检查

可观察食管、胃底静脉有无曲张及其程度和范围,并发消化道出血的患者,通过内镜检查不仅明确病因,还可同时进行止血治疗。

(七)其他检查

X钡餐检查、超声波检查、肝穿刺活组织检查、腹腔镜检查均可用来观察肝、脾情况。

四、诊断要点

根据病毒性肝炎、长期饮酒、血吸虫病等相关病史,以及肝功能减退、门静脉高压的症状、体征,结合肝功能检查,一般能对肝硬化失代偿期进行诊断;但肝硬化代偿期的诊断不容易,故对原因不明的肝、脾肿大、慢性病毒性肝炎、长期大量饮酒者应定期随访,肝穿刺活组、织检查有利于早期确诊。

五、治疗要点

目前无特效治疗方法。对代偿期的患者,以延长代偿期、预防肝细胞肝癌为目标;对失代偿期的患者,以改善肝功能、治疗并发症、延缓或减少对肝移植的需求为目标。

(一)保护或改善肝功能

1.去除或减轻病因

复制活跃的乙型肝炎病毒(HBV)是促进肝硬化进展最重要的因素之一,对 HBVDNA 阳性的肝硬化代偿期的患者应积极抗 HBV 治疗,常用药物有阿德福韦、恩替卡韦及拉米夫定等口服核苷类似物。对丙型肝炎后肝硬化代偿期的患者,可在严密观察的情况下,采用聚乙二醇干扰素 α 联合利巴韦林,或普通干扰素联合利巴韦林抗丙型肝炎病毒(HCV)治疗,失代偿期患者不宜使用干扰素。对其他原因引起的肝硬化也要积极进行病因治疗。

2.保护肝细胞

避免使用对肝有损害的药物;胆汁淤积时,可通过微创方式解除胆道梗阻或口服熊去氧胆酸,减少疾病对肝细胞的破坏;适量使用保护肝细胞的药物,如多烯磷脂酰胆碱、水飞蓟宾片、还原性谷胱甘肽、甘草酸二铵等。

3.维护肠内营养

肝功能异常时,保证机体足够的营养供应对维持正氮平衡和恢复肝功能十分重要。肠内营养是机体获得能量的最好方式,是维护肝功能、防止肠源性感染的有效手段。只要肠功能尚可,应尽量采取肠内营养,减少肠外营养。肝硬化患者常有消化不良表现,应进食高热量、高蛋白高维生素、易消化的饮食,可给予适量的胰酶助消化。患者不能耐受、肝衰竭或有肝性脑病先兆时,应限制蛋白质的摄入。

(二)腹腔积液治疗

1.限制水、钠的摄入

进水量<1000mL/d,低钠血症者应限制在 500mL/d 以内;氯化钠限制在 1.2～2g/d(钠500～800mg/d)。部分患者通过水、钠限制可自发性利尿、加速腹腔积液的消退。

2.利尿

利尿是目前用于腹腔积液治疗最广泛的方法,常联合使用保钾和排钾利尿剂。常用的保钾利尿剂有螺内酯和氨苯蝶啶;排钾利尿剂有呋塞米和氢氯噻嗪。首选螺内酯 60mg/d 加呋塞米 40mg/d,逐渐增加至螺内酯 120mg/d 加呋塞米 40mg/d,单独使用排钾利尿剂应注意补钾,利尿速度不宜过快,以每天体重减轻不超过 0.5kg 为宜,以免诱发肝性脑病、肝肾综合征等。利尿效果不满意时,酌情静脉输注清蛋白。

3.经颈静脉肝内门-体分流术

经颈静脉肝内门-体分流术(transjugular intrahepatic portosystemic shunt,TIPS)是经颈静脉放置导管,建立肝静脉与肝内门静脉之间的分流通道,以降低门静脉压力,减少腹腔积液生成。

4.放腹腔积液加输注清蛋白

放腹腔积液加输注清蛋白用于不具备 TIPS 技术或有 TIPS 禁忌证的大量腹腔积液患者，一般放腹腔积液 1000mL，同时输注清蛋白 80g，继续使用利尿剂。该方法效果较好，可重复使用。但缓解症状时间短，易诱发肝性脑病、肝肾综合征等并发症。因此，应在患者无感染、消化道出血、凝血功能正常情况下使用。

5.腹腔积液浓缩回输

腹腔积液浓缩回输是将放出的腹腔积液超滤或透析浓缩，回输到患者的静脉内，从而减轻水钠潴留，提高血浆清蛋白浓度及增加有效循环血量，改善微循环。但感染性腹腔积液、癌性腹腔积液不能回输。此法有发生感染、电解质紊乱，DIC 等风险，使用时应严格掌握适应证。

(三)食管胃底静脉曲张破裂出血的治疗和预防

1.针对食管胃底静脉曲张尚未出血患者的治疗

①病因治疗。②口服 PPI 或 H$_2$ 受体拮抗剂，减少胃酸对曲张静脉壁的损伤。③使用非选择性 β 受体拮抗剂，如普萘洛尔、卡地洛尔等，通过收缩内脏血管降低门静脉压力。④内镜结扎治疗(EVL)，经内镜用橡皮圈结扎曲张的静脉，使其局部缺血坏死，肉芽组织增生后形成瘢痕，封闭曲张静脉，适用于中度食管静脉曲张不伴胃底静脉曲张者。

2.针对食管胃底静脉曲张出血患者的治疗

首次出血后，再次出血率可达 60%，病死率可达 33%。因此，应重视食管胃底静脉曲张出血的预防和治疗，主要措施包括：①急性出血期间已行 TIPS，止血后不给予预防静脉出血的药物，但应采用多普勒超声了解分流是否通畅；②急性出血期间未行 TIPS，预防再出血的方法有 TIPS、部分脾动脉栓塞、内镜结扎治疗等措施。

(四)手术治疗

手术治疗包括治疗门静脉高压的各种分流、断流及限流手术。但由于 TIPS 具有微创、精准、可重复和有效性，已成为延长生存期的有效方法。肝移植是终末期肝硬化治疗的最佳选择。

六、常见护理诊断/问题

(1)营养失调：低于机体需要量。营养低于机体需要量与肝功能减退，消化、吸收障碍有关。

(2)体液过多。体液过多与门静脉高压、低蛋白血症引起的水钠潴留有关。

(3)有感染的危险。有感染的危险与肝硬化导致的机体抵抗力低下有关。

(4)潜在并发症。常见的潜在并发症有上消化道出血、肝性脑病、肝肾综合征等。

(5)有皮肤完整性受损的危险。有皮肤完整性受损的危险与皮肤瘙痒、水肿及长期卧床有关。

七、护理措施

(一)休息与活动

适当的休息与活动可减少能量消耗，减轻肝脏负担，增加肝脏血流量，改善肝循环，促进肝细胞修复。肝硬化代偿期的患者可适度活动，避免过度疲劳；失代偿期的患者以卧床休息为主,合并感染、出血等并发症的患者应绝对卧床休息。

(二)饮食护理

合理饮食是改善肝功能、延缓病情进展的基本措施。饮食原则为高热量、高蛋白、高维生素、易消化饮食,严禁饮酒,适当摄入脂肪,并根据病情随时调整饮食结构。血氨升高的患者应限制或禁食蛋白质,并以含较多支链氨基酸的植物蛋白为主;腹腔积液患者应限制水、钠的摄入,进水量应低于 1000mL/d(低钠血症者应低于 500mL/d),食盐摄入量限制在 1.2～2g/d(钠 500～800mg/d),可在食物中添加食醋、柠檬汁等调味品增加食欲;食管胃底静脉曲张的患者,应进食流质或半流质饮食,进餐时细嚼慢咽,切勿混入鱼刺、甲壳、硬屑、糠皮等坚硬、粗糙的食物。

(三)病情观察

1.监测生命体征

密切观察患者的血压、脉搏、意识状态及皮肤的温、湿度。消化道出血时,患者出现血压降低、脉搏增快、皮肤湿冷、出汗等表现,应警惕失血性休克;患者出现性格、行为改变应警惕肝性脑病。患者出现生命体征变化时应及时通知医生,并做好抢救准备。

2.监测营养状态

观察患者的食欲,进食的种类、量;监测患者的体重、血清蛋白;观察患者的皮肤、毛发、肌肉、脂肪状态。对营养不良的患者,应积极寻找原因并对症处理。

3.监测治疗及护理效果

监测患者的尿量、体重、腹围,了解水、钠限制及利尿剂的利尿效果;分析患者肝功能检查结果,了解肝功能状况;了解患者有无呕血、黑便、电解质紊乱、呼吸困难、意识障碍等;了解患者有无并发症的发生;观察患者的皮肤、黏膜有无损伤,了解皮肤护理效果。病情变化及时报告医生并协助处理。

(四)对症护理

1.腹腔积液

(1)体位。轻度腹腔积液者可采取平卧位,以增加肝、肾的血流量;大量腹腔积液者取半卧位,使横膈下降,以减轻呼吸困难。避免腹压突然增加,如剧烈咳嗽、用力排便等。下肢水肿者可抬高下肢,阴囊水肿可用托带托起阴囊。

(2)限制水、钠摄入。

(3)用药护理。遵医嘱使用利尿剂,防止水、电解质平衡紊乱。

(4)皮肤护理。保持皮肤清洁、干燥,衣着柔软、宽大,定时更换体位,以防压疮。皮肤瘙痒者不要用力搔抓皮肤,可用温水擦洗、涂抹润滑油等减轻瘙痒。

(5)腹腔穿刺放腹腔积液的护理。①术前护理:向患者解释治疗目的、操作过程及配合方法,测体重、腹围、生命体征,排空膀胱以免误伤,必要时建立静脉通路以备用药或抢救。②术中护理:监测生命体征,了解患者有无不适,患者出现面色苍白、血压下降甚至意识障碍等反应时,立即停止放腹腔积液并配合医生抢救。③术后护理:术毕用无菌敷料覆盖穿刺部位,并用多头腹带缚紧,以防腹内压骤降;记录抽出腹腔积液的量、性质和颜色,及时送检标本;指导患者穿刺对侧侧卧位,保持穿刺部位干燥,必要时更换敷料。

2.消化道出血

(1)休息与体位。少量出血者卧床休息,大量出血者采取中凹体位,保证脑部供血。呕吐时头偏向一侧,防止窒息或误吸,必要时使用负压吸引器清除呼吸道分泌物、血液及呕吐物,保持呼吸道通畅。

(2)积极配合抢救。备好各种抢救物品及药品。患者出血后快速建立静脉通路,遵医嘱补液、输血、应用各种血管活性药物。

(3)饮食护理。少量出血者给予温凉、清淡、易消化饮食。出血较多者应暂禁食,遵医嘱通过静脉补充营养。

(五)用药护理

利尿剂尽量日间服用,以免夜间给药后利尿影响患者睡眠;使用排钾利尿剂应注意补钾,口服氯化钾宜饭后服用,以免引起消化道反应;记录尿量,定期测量体重和腹围,观察利尿效果;利尿速度不宜过快,以每天体重减轻不超过 0.5kg 为宜,以免诱发肝性脑病、肝肾综合征等;监测出入量、电解质变化,防止水、电解质和酸碱平衡紊乱。对患者强调遵医嘱用药的重要性,不宜服用可能有肝损害的药物,防止加重肝脏损伤。

(六)心理护理

向患者及其家属介绍本病相关的知识,说明稳定的情绪、良好的心态对疾病预后的影响。引导患者积极乐观地面对疾病,配合治疗和护理;对有明显的焦虑、抑郁的患者,应加强巡视并积极干预,以免发生意外。

八、健康指导

(一)预防疾病

积极预防并治疗可引起肝硬化的疾病,尤其是病毒性肝炎,尽量减少酒精的摄入,不滥用药物,防治血吸虫病等。

(二)疾病指导

根据病情及时调整饮食,避免饮食不当加重体内水钠潴留,诱发上消化道出血、肝性脑病等;严格禁酒,避免进一步损伤肝脏;代偿期的患者可从事轻体力的工作,失代偿期的患者宜卧床休息;保持情绪稳定,减轻心理压力。

(三)减少或避免传染

乙型肝炎及丙型肝炎患者可与他人共餐。应避免血液途径传染,不宜共用剃须刀等可能有创的生活用品;接触患者开放伤口时应戴手套。

(四)预防感染

适当活动,增强抵抗力;保持个人和居室卫生,避免着凉及不洁食品,尽量减少到公共场所活动。

(五)随访

病情稳定者,每 3 个月至半年到医院随诊。病情变化及时就诊。

第五章 泌尿系统疾病的护理

第一节 肾小球疾病的护理

一、概述

肾小球疾病是一组有相似临床表现(如血尿、蛋白尿、水肿、高血压),病变主要累及肾小球的疾病。肾小球疾病可分为原发性、继发性和遗传性3类。

原发性肾小球疾病多指原因不明者;继发性肾小球疾病指继发于系统性疾病的肾小球损害,如狼疮性肾炎、糖尿病肾病;遗传性肾小球疾病指遗传变异基因导致的肾小球病,如Alport综合征。本节主要介绍原发性肾小球疾病,它占肾小球疾病的大多数,是我国慢性肾衰竭的主要原因。

(一)病因与发病机制

多数肾小球疾病是免疫介导性炎症疾病,也有非免疫、非炎症机制参与。

1.免疫反应

(1)循环免疫复合物(CIC)沉积。因外源性抗原(如致肾炎链球菌的某些成分)或内源性抗原刺激机体产生相应抗体,在血液循环中形成CIC,沉积于肾小球,从而导致肾脏损伤。

(2)原位免疫复合物形成。血液循环中的游离抗体与肾小球自身抗原(如肾小球基底膜)或外源性种植抗原(如系统性红斑狼疮患者体内的DNA)相结合,在肾脏局部形成免疫复合物,从而导致肾炎的发生。

2.炎症反应

免疫反应需引起炎症反应才可导致肾小球损伤及临床症状。炎症介导系统包括炎症细胞和炎症介质两类,前者包括单核巨噬细胞、中性粒细胞、嗜酸性粒细胞及肾小球系膜细胞等,后者包括补体、白细胞介素、凝血因子等。炎症细胞可产生炎症介质,炎症介质又可激活炎症细胞,两者相互作用,最终引起肾小球损害。

3.非免疫、非炎症机制

肾单位代偿性肾小球毛细血管内高压、高灌注及高滤过、高脂血症、大量蛋白尿等都可参与肾脏损伤过程。

(二)原发性肾小球疾病的分类

1.原发性肾小球疾病的病理分型

根据世界卫生组织(WHO)制订的肾小球疾病病理学分类标准,原发性肾小球疾病可分为以下几种病理类型:轻微肾小球肾炎;局灶节段性病变,包括局灶性肾小球肾炎和局灶节段性肾小球硬化;弥散性肾小球肾炎,包括膜性肾病、增生性肾炎和硬化性肾小球肾炎;未分类的肾小球肾炎。

2.原发性肾小球疾病的临床分型

根据 1992 年原发性肾小球疾病分型与治疗及诊断标准专题座谈会纪要,分型如下:急性肾小球肾炎;急进性肾小球肾炎;慢性肾小球肾炎;肾病综合征;无症状性血尿和(或)蛋白尿。

肾小球疾病的病理分型与临床分型之间有一定联系,但两者间并无绝对对应关系。同一病理分型可出现不同临床表现,而相同临床表现可来源于不同的病理分型。肾活检是确定肾小球疾病病理类型的关键手段,而正确的病理诊断又必须与临床密切结合。

二、急性肾小球肾炎患者的护理

急性肾小球肾炎(AGN)简称急性肾炎,是一组急性起病,以血尿、蛋白尿、水肿和高血压为主要临床表现,并可伴有一过性肾功能损害的肾脏疾病。本病多见于链球菌感染后,其他细菌、病毒及寄生虫感染亦可引起。本节主要介绍链球菌感染后急性肾炎。

(一)病因与发病机制

本病的发生与 β 溶血性链球菌"致肾炎菌株"感染有关,多见于上呼吸道感染(如扁桃体炎、咽炎)、皮肤感染(脓疱疮)、猩红热等链球菌感染后。其发生机制是链球菌的胞壁成分或某些分泌蛋白诱发免疫反应,通过形成循环免疫复合物沉积于肾小球或形成原位免疫复合物而致病,最终引起双侧肾脏弥散性的炎症。本病病理类型为毛细血管内增生性肾炎,以肾小球内皮细胞及系膜细胞增生为主。

(二)临床表现

本病以男性儿童多见。起病前常有前驱感染,潜伏期 1~3 周(10d 左右),其中呼吸道感染者潜伏期较皮肤感染者短。本病起病较急,病情轻重不一,但多数患者预后良好,常在数月内自愈,少数患者会遗留慢性肾病。

1.尿液改变

大部分患者初期会出现尿量减少,1~2 周后逐渐增多。几乎所有患者均有血尿,且常为首发症状,40%的患者会出现肉眼血尿。大多数患者伴有轻,中度蛋白尿,少于 20%的患者会出现大量蛋白尿,甚至达到肾病综合征水平。

2.水肿

80%以上的患者会出现水肿,常为首发症状。典型表现为晨起眼睑水肿,可伴有下肢轻度水肿,严重者可累及全身。

3.高血压

80%的患者会出现一过性轻、中度高血压,多与水钠潴留有关,应用利尿剂后血压可逐渐恢复。少数患者可出现高血压脑病。

4.肾功能异常

部分患者起病早期因尿量减少会出现一过性的肾功能损害、轻度氮质血症,1~2 周后随尿量增加可逐渐恢复正常。少数患者可出现急性肾衰竭。

5.并发症

部分患者急性期会出现较严重的并发症,如心力衰竭、高血压脑病、急性肾衰竭等。

(三)实验室及其他检查

1.尿液检查

几乎所有患者均有镜下血尿,尿沉渣中出现白细胞管型、上皮细胞管型,并可见红细胞管型、颗粒管型。尿蛋白多为(＋～＋＋),少数患者出现大量蛋白尿。

2.免疫学检查

起病初期总补体及补体 C3 均明显下降,8 周内逐渐恢复正常。患者血清抗链球菌溶血素"O"滴度升高,提示近期曾有链球菌感染。

3.肾功能检查

肾功能检查可出现轻度肾小球滤过率降低,一过性血尿素氮升高。

(四)诊断要点

患者于链球菌感染后 1～3 周出现血尿、蛋白尿、水肿和高血压等肾炎综合征的典型表现。伴有血清 C3 下降,病情在发病 8 周内逐渐减轻至完全恢复正常者,即可诊断为急性肾小球肾炎。

(五)治疗要点

本病治疗以休息、对症治疗为主,并应积极预防及处理并发症和保护肾功能。

1.一般治疗

急性期应卧床休息,待肉眼血尿消失、水肿消退及血压恢复正常后可逐渐增加活动量。限制水钠摄入,根据肾功能调整蛋白质的摄入量。

2.感染灶治疗

患者多存在链球菌感染,故多选用青霉素进行 10～14d 的治疗,过敏者改用大环内酯类抗生素,但不主张预防性应用抗生素。对于反复发作的扁桃体炎,待病情稳定后可考虑做扁桃体摘除,术前、术后 2 周应使用青霉素。

3.对症治疗

对症治疗包括利尿消肿、降血压、预防心脑血管并发症的发生。

4.透析治疗

少数患者出现急性肾衰竭并有透析指征时,应及时进行透析治疗以度过危险期。本病具有自愈倾向,一般无须长期维持透析。

(六)常见护理诊断/问题

1.体液过多

体液过多与肾小球滤过率下降导致的水钠潴留有关。

2.有皮肤完整性受损的危险

有皮肤完整性受损的危险与皮肤水肿、营养不良有关。

3.活动无耐力

活动无耐力与疾病导致的水肿、高血压有关。

4.潜在并发症

常见的并发症有高血压脑病、急性肾衰竭等。

(七)护理措施

1.休息与活动

急性期患者绝对卧床休息2～3周,待肉眼血尿消失、水肿消退、血压恢复正常后可逐渐增加活动量。病情稳定后可从事轻体力活动,但1～2年内避免重体力活动和劳累。

2.饮食护理

急性期应限制水、钠摄入,以减轻水肿,控制盐的摄入每天在3g以下。肾功能不全的患者应限制蛋白质摄入,并以优质动物蛋白为主。

3.病情观察

(1)生命体征及水肿监测。密切观察患者生命体征的变化,尤其是血压的变化,准确记录24小时液体出入量,监测尿量及体重变化,观察水肿变化情况,并密切监测实验室检查结果,出现病情变化时及时配合医生进行处理。

(2)症状、体征。动态观察患者的症状、体征,如肾病综合征患者出现体温升高、尿路刺激征、皮肤红肿等,警惕感染的发生;急性或慢性肾衰竭患者出现体重每天增加0.5kg以上、血清钠浓度偏低且无失盐、中心静脉压高于$12cmH_2O$等表现时,提示体液过多。

(3)治疗及护理效果。观察糖皮质激素的使用效果及有无出现水钠潴留、血压升高和继发感染等,观察利尿剂的利尿效果及对酸碱平衡、电解质的影响,观察皮肤护理效果、预防感染指导效果及饮食指导后患者的依从性等。

4.用药护理

遵医嘱应用利尿剂,观察药物疗效和不良反应。长期使用利尿剂应注意血清电解质及酸碱平衡变化,有无出现低钠血症、低钾血症或低氯性碱中毒等情况。避免利尿过快、过猛,以免产生恶心、直立性眩晕、口干等表现。呋塞米具有耳毒性,容易出现耳鸣、眩晕,甚至听力丧失等不良反应,应注意避免与链霉素等具有相同不良反应的氨基糖苷类抗生素同时应用。

5.心理护理

了解患者及家属对疾病的认识,是否存在消极心理反应。根据具体情况给予针对性的心理疏导,增强其治疗依从性。

(八)健康指导

1.预防疾病

介绍预防上呼吸道感染或皮肤感染的有效措施,告知患者及时治疗感冒、扁桃体炎和皮肤感染等。

2.疾病指导

使患者认识到急性肾小球肾炎是自限性疾病、预后较好。但疾病急性期仍应注意休息,待病情允许后逐渐增加活动量,但应避免劳累。

3.随访指导

指导患者监测病情变化,定期随访。

(九)预后

大多数急性肾小球肾炎患者预后良好,伴有其他基础疾病的老年人预后较差,肾活组织检查病理组织增生病变重,伴有较多新月体形成者预后差。少数患者可发展为慢性肾小球肾炎。

三、急进性肾小球肾炎患者的护理

急进性肾小球肾炎(RPGN)是以少尿、血尿、蛋白尿、水肿高血压为主要临床表现,同时出现肾功能急剧恶化,短期内出现少尿性急性肾衰竭的一组临床综合征,病理类型为新月体性肾小球肾炎。

(一)病因与发病机制

急进性肾小球肾炎为在原发性急进性肾小球肾炎、继发性急进性肾小球肾炎和原发性肾小球病基础上发展而来的新月体性肾小球肾炎。以下重点介绍原发性急进性肾小球肾炎。

RPGN 根据免疫病理表现不同可分为 3 型:Ⅰ型为抗肾小球基底膜(GBM)型,因抗 GBM 抗体与 GBM 抗原结合,激活补体而致病;Ⅱ型为免疫复合物型,由于循环免疫复合物沉积或原位免疫复合物形成,激活补体而致病;Ⅲ型为非免疫复合物型,其发生多与肾微血管炎有关,患者血清抗中性粒细胞胞质抗体(ANCA)多呈阳性。

50%以上 RPGN 患者有前驱上呼吸道感染史,但感染与 RPGN 的关系尚未完全明确。接触某些有机化学溶剂、碳氢化合物(如汽油)与 RPGN Ⅰ型的发病有密切关系。某些药物(如丙硫氧嘧啶、肼屈嗪等)可导致 RPGIN II 型的发生。此外,吸烟、吸毒、接触碳氢化合物等是 RPGN 的诱发因素。

本病的病理类型为新月体性肾小球肾炎。光镜下,50%以上的肾小球囊腔内有大量新月体形成,早期为细胞新月体,后期发展为纤维性新月体,最终发生肾小球硬化。

(二)临床表现

我国以Ⅱ型多见,Ⅰ、Ⅲ型少见。Ⅰ型多见于中青年,Ⅱ型和Ⅲ型好发于中老年,男性多于女性。患者发病前多有上呼吸道感染史,起病较急。本病的临床表现与急性肾炎相似,可出现血尿、蛋白尿、水肿、高血压,起病早期可出现少尿或无尿,肾功能损害进展迅速,可迅速发展为尿毒症,常伴中度贫血。Ⅱ型患者常伴肾病综合征。部分Ⅲ型患者起病隐匿,常出现不明原因的发热、乏力、关节痛和腹痛等表现。

(三)实验室及其他检查

1.尿液检查

多为肉眼血尿,镜下可见大量红细胞、白细胞和红细胞管型,尿蛋白常呈不同程度阳性。

2.免疫学检查

Ⅰ型可有抗 GBM 抗体呈阳性;Ⅱ型可出现血液循环免疫复合物阳性,并伴有血清 C3 下降;Ⅲ型主要有 ANCA 呈阳性。

3.B超检查

B超检查常显示双侧肾脏增大。

4.肾功能检查

肾功能检查表现为血肌酐、血尿素氮进行性升高,内生肌酐清除率进行性下降。

5.肾活组织检查

肾活组织检查有利于确诊疾病、估计病变程度、制订治疗方案和估计预后。

(四)诊断要点

根据急性起病、病情进展迅速、出现少尿或无尿、血尿、蛋白尿和肾功能急剧恶化等典型表现,可进行初步诊断。肾活检提示 50% 以上肾小球有新月体形成除外继发因素后可确诊。

(五)治疗要点

1.针对急性免疫介导性炎症病变的强化治疗

(1)糖皮质激素联合细胞毒药物。糖皮质激素联合细胞毒药物适用于Ⅱ型、Ⅲ型急进性肾小球肾炎。甲泼尼龙 0.5~1.0g 溶于 5% 葡萄糖中静脉滴注,每日或隔日 1 次,3 次为 1 个疗程,2 个疗程间隔 3~5d,2~3 个疗程之后改为口服泼尼松和环磷酰胺。泼尼松口服 1mg/(kg·d),2~3 个月后开始逐渐减至维持量,再治疗 6~12 个月后减量至停药;环磷酰胺口服 2~3mg/(kg·d),总量 6~8g。

(2)强化血浆置换疗法。强化血浆置换疗法适用于Ⅰ型急进性肾小球肾炎。应用血浆置换机分离患者的血浆和血细胞,弃去血浆,将等量正常人血浆(或血浆清蛋白)与患者血细胞重新输入体内,每次置换 2~4L,每天或隔天 1 次,一般需置换 10 次左右,直至血清抗体(如抗 GBM、ANCA)转阴。本疗法需同时联合泼尼松及细胞毒药物口服治疗。

2.替代治疗、对症治疗

急性肾衰竭已达透析指征者应及时透析。对于强化治疗无效或肾功能已无法逆转者,应长期维持血液透析,在病情稳定 1 年后进行肾移植。出现水钠潴留、高血压、感染等患者应及时采取相应治疗措施。

(六)常见护理诊断/问题

1.潜在并发症

常见的并发症有急性肾衰竭。

2.有感染的危险

有感染的危险与激素或细胞毒药物的应用、大量蛋白尿致机体抵抗力下降有关。

3.恐惧

恐惧与病情进展快、预后差有关。

(七)护理措施

1.休息与活动

急性期患者绝对卧床休息 2~3 周,待肉眼血尿消失、水肿消退、血压恢复正常后可逐渐增加活动量。病情稳定后可从事轻体力活动,但 1~2 年内避免重体力活动和劳累。

2.饮食护理

急性期应限制水、钠摄入,以减轻水肿,控制盐的摄入每天在 3g 以下。肾功能不全的患者应限制蛋白质摄入,并以优质动物蛋白为主。

3.病情观察

密切观察病情变化,及时发现急性肾衰竭。

(1)尿量:出现尿量迅速减少或无尿,警惕急性肾衰竭的发生。

(2)血肌酐、血尿素氮及内生肌酐清除率：急性肾衰竭时可出现血肌酐、血尿素氮进行性升高，内生肌酐清除率进行性下降。

(3)电解质：急性肾衰竭容易出现血钾升高，会诱发心律失常，甚至心搏骤停。

(4)其他：有无明显食欲减退恶心、呕吐、气促、端坐呼吸等。

4.用药护理

遵医嘱应用激素及免疫抑制剂，观察药物疗效及不良反应。长期应用糖皮质激素可导致水钠潴留、血压升高、血糖上升、消化道出血、继发感染、伤口不愈合及类肾上腺皮质功能亢进的表现，故应用糖皮质激素时应注意观察有无出现满月脸、水牛背、向心性肥胖、继发感染、血压升高等情况。环磷酰胺的主要不良反应为骨髓抑制及中毒性肝损害，并可出现性抑制、脱发、胃肠道反应及出血性膀胱炎。

5.心理护理

了解患者及家属对疾病的认识，是否存在消极心理反应。给予针对性的心理疏导，增强其治疗的依从性。

(八)健康指导

1.预防疾病

介绍预防上呼吸道感染、戒烟、减少接触有机化学溶剂和碳氢化合物等知识。

2.疾病知识指导

使患者认识到本病易转为慢性并发展为慢性肾衰竭，告知患者保护肾功能的措施，如避免感染、避免使用肾毒性药物。急性期应绝对卧床休息，避免劳累。

3.随访指导

指导患者监测病情变化、定期随访，防止病情复发及恶化。

(九)预后

预后取决于是否进行了及时的诊断及合理的治疗，本病Ⅰ型预后差，Ⅱ型、Ⅲ型预后较好。老年患者预后相对较差。本病缓解后多数逐渐转为慢性并发展为慢性肾衰竭，部分患者长期维持缓解。不及时治疗者可于半年内发展为尿毒症，甚至死亡。

四、慢性肾小球肾炎患者的护理

慢性肾小球肾炎（CGN）简称慢性肾炎，是一组以血尿、蛋白尿、高血压、水肿为临床表现的肾小球疾病。本病病程长，可有不同程度的肾功能下降，最终发展为慢性肾衰竭。

(一)病因与发病机制

本病由多种原发性肾小球疾病迁延不愈发展而成，但病因大多尚不清楚，少数由急性肾炎发展所致。导致病程慢性化、进行性肾单位破坏的机制包括：原发病的免疫介导性炎症导致进行性的肾实质损害；健存肾单位代偿性肾小球毛细血管高灌注、高压力和高滤过，促进肾小球硬化；高血压导致的肾小动脉硬化性损伤；长期大量蛋白尿导致肾小球及肾小管的慢性损伤；脂类代谢异常引起的肾小血管和肾小球硬化。慢性肾炎有多种病理类型，常见的有系膜增生性肾小球肾炎、系膜毛细血管性肾小球肾炎、膜性肾病及局灶节段性肾小球硬化，上述所有病理类型均可进展肾小球硬化。

(二)临床表现

慢性肾炎多数起病缓慢、隐匿,患者以中青年男性多见。蛋白尿、血尿、高血压及水肿为基本临床表现。蛋白尿和血尿出现较早,且多为轻度蛋白尿和镜下血尿,少数患者可出现大量蛋白尿或肉眼血尿。早期水肿多为眼睑和双下肢的轻、中度水肿,晚期水肿多持续存在。多数患者会出现不同程度的高血压。严重者可有眼底出血、渗出,甚至视盘水肿。随着病情进展可出现肾功能减退,最终发展为慢性肾衰竭。肾脏病理类型是决定肾功能进程的重要因素,但感染、劳累、妊娠、应用肾毒性药物、预防接种及高蛋白、高脂饮食等因素也会促使肾功能进一步恶化。

(三)实验室及其他检查

1.尿液检查

多数尿蛋白(＋～＋＋＋),尿蛋白常在 1～3g/d,尿沉渣镜检红细胞增多,可见管型。

2.血常规检查

早期多正常或轻度贫血,晚期红细胞计数和血红蛋白明显下降。

3.肾功能检查

肾功能早期正常或轻度受损,晚期血肌酐和血尿素氮明显升高,内生肌酐清除率明显下降。

4.B 超检查

晚期 B 超检查示双肾缩小,皮质变薄。

(四)诊断要点

凡蛋白尿持续 1 年以上,且伴有血尿、水肿、高血压和肾功能不全,并排除继发性肾炎、遗传性肾炎和慢性肾盂肾炎后,即可做出诊断。

(五)治疗要点

慢性肾炎的治疗原则是防止或延缓肾功能进行性恶化、缓解临床症状及防治并发症。

1.控制高血压和减少尿蛋白

控制高血压和减少尿蛋白是控制肾功能恶化的重要环节,理想的血压控制水平是小于130/80mmHg,尿蛋白争取减少至 1g/d 以下。其主要措施包括保证低盐饮食(NaCl＜6g/d)和使用降压药,降压药物首选血管紧张素转换酶抑制剂(ACEI)和血管紧张素Ⅱ受体拮抗剂(ARB),ACEI 和 ARB 不仅具有降压作用,还能降低肾小球内高压,缓解高灌注和高滤过状态,达到减少蛋白尿和延缓肾功能恶化的作用。肾功能较差者使用氢氯噻嗪等噻嗪类利尿剂,无效时改用袢利尿剂。

2.限制蛋白入量

肾功能不全患者应限制蛋白入量,采用优质低蛋白饮食[＜0.6g/(kg·d)]。为了防止负氮平衡的发生,可使用必需氨基酸或 α-酮酸,极低蛋白饮食者[＜0.4g/(kg·d)]应增加必需氨基酸的摄入(8～10g/d)。

3.糖皮质激素和细胞毒药物

一般不主张使用糖皮质激素和细胞毒药物,但如果患者肾功能正常或仅轻度受损、病理类型较轻(如轻度系膜增生性肾炎、早期膜性肾病)、尿蛋白较多,且无禁忌证者可试用,但无效者应及时停用。

4.防治加重肾损害的因素

感染、劳累、妊娠、高脂血症、高尿酸血症、肾毒性药物(含马兜铃酸的中药、氨基糖苷类抗生素等)均可导致肾功能急剧恶化,故应予以避免。

(六)常见护理诊断/问题

1.体液过多

体液过多与肾小球滤过率下降导致的水钠潴留有关。

2.有营养失调的危险

低于机体需要量。营养低于机体需要量与低蛋白饮食、长期蛋白尿致蛋白丢失过多有关。

3.焦虑

焦虑与疾病反复发作、预后差有关。

4.潜在并发症

常见的并发症有慢性肾衰竭。

(七)护理措施

1.饮食护理

肾功能减退时应给予优质低蛋白饮食 $0.6\sim0.8g/(kg \cdot d)$。适当增加糖类的摄入,避免因热量供给不足加重负氮平衡。控制磷的摄入,注意补充多种维生素及锌元素。

2.病情观察

观察患者的进食情况,包括摄入的食物种类、总量,评估营养成分结构是否恰当、总热量是否合适。观察患者的口唇、指甲及皮肤有无苍白。定期监测患者的体重、血红蛋白浓度及血清蛋白浓度。

3.用药护理

遵医嘱应用利尿剂,观察药物疗效和不良反应。长期使用利尿剂应注意血清电解质及酸碱平衡变化,有无出现低钠血症、低钾血症或低氯性碱中毒等情况。避免利尿过快、过猛,以免产生恶心、直立性眩晕、口干等表现。呋塞米具有耳毒性,容易出现耳鸣、眩晕,甚至听力丧失等不良反应,应注意避免与链霉素等具有相同不良反应的氨基糖苷类抗生素同时应用。

4.心理护理

了解患者及其家属对疾病的认识,给予针对性的心理疏导,以增强其治疗的依从性。

(八)健康指导

1.预防疾病

介绍导致疾病恶化的因素,如感染、劳累、妊娠、高脂血症、高尿酸血症、肾毒性药物等,告知患者避免这些因素的重要性。

2.疾病知识指导

使患者了解慢性肾炎的疾病特点及临床表现，以及时发现病情变化。告知患者注意休息，延缓肾功能恶化。

3.随访指导

慢性肾炎病程迁延，需定期随访疾病进展，指导患者监测病情变化。

(九)预后

慢性肾炎病程迁延，最终可进展为慢性肾衰竭。长期大量蛋白尿、高血压或肾功能已明显受损者预后差。

五、肾病综合征患者的护理

肾病综合征(NS)是一组由各种肾脏疾病所致的、以大量蛋白尿(尿蛋白＞3.5g/d)、低蛋白血症(血浆清蛋白＜30g/L)、水肿、高脂血症为临床表现的综合征。

(一)病因与发病机制

肾病综合征分为原发性和继发性两类。本节重点介绍原发性肾病综合征。原发性肾病综合征是指原发于肾脏本身的肾小球疾病，发病机制为免疫介导性炎症所致的肾损害。引起原发性肾病综合征的肾小球疾病的主要病理类型有微小病变型肾炎、系膜增生性肾小球肾炎、局灶性节段性肾小球硬化、系膜毛细血管性肾小球肾炎及膜性肾病。继发性肾病综合征是指继发于全身性或其他系统的疾病，儿童和青少年多见于过敏性紫癜肾炎，乙型肝炎病毒相关性肾炎、系统性红斑狼疮性肾炎等，中老年多见于糖尿病肾病、肾淀粉样变性、骨髓瘤性肾病、淋巴瘤或实体瘤性肾病等。

(二)临床表现

1.大量蛋白尿

大量蛋白尿指尿蛋白＞3.5g/d，当肾小球滤过膜的屏障作用受损时，原尿中蛋白含量会增多，当远超过近曲小管回吸收量时，形成大量蛋白尿。同时，凡是增加肾小球内压力及导致高灌注与高滤过的因素(如高血压、高蛋白饮食或大量输注血浆蛋白等)均可加重尿蛋白的排出。

2.低蛋白血症

低蛋白血症指血浆清蛋白＜30g/L，主要为大量清蛋白从尿中丢失所致。此外，肝脏合成的清蛋白不足、胃肠黏膜水肿导致蛋白摄入不足、吸收不良或丢失同样会加重低蛋白血症。另外，某些免疫球蛋白和补体成分、抗凝及纤溶因子、金属结合蛋白也可减少。

3.水肿

水肿是肾病综合征最突出的体征，与低蛋白血症致血浆胶体渗透压下降有关。近年有研究表明，50％的肾病综合征患者血容量正常或增加，血浆肾素水平正常或下降，提示原发于肾内的水钠潴留因素也在肾病综合征水肿的发展中起一定作用。

4.高脂血症

肾病综合征常伴有高脂血症，其中以高胆固醇血症最多见。其发生与肝脏代偿性合成，脂蛋白增加和脂蛋白分解减少有关。

5.并发症

(1)感染。感染是肾病综合征常见的并发症,与蛋白质营养不良、免疫功能紊乱及应用激素治疗有关。感染部位以呼吸道、泌尿道及皮肤最多见。感染是导致疾病复发和疗效不佳的主要原因。

(2)血栓、栓塞。由于有效血容量减少,血液浓缩及高脂血症会导致血液黏稠度增加;某些蛋白质自尿中丢失,肝脏代偿性合成蛋白质增加,引起机体凝血、抗凝和纤溶系统失衡;另外,血小板功能亢进、应用利尿剂和糖皮质激素等进一步增加高凝状态,故易出现血管内血栓形成、栓塞。其中,以肾静脉血栓最为多见,发生率为 $10\%\sim50\%$,其中 75% 的患者无临床症状。血栓形成和栓塞是影响肾病综合征治疗效果及预后的主要因素。

(3)急性肾衰竭。肾病综合征患者有效循环血容量的减少导致肾血流量不足,易诱发肾前性氮质血症。少数患者会出现急性肾衰竭,其原因可能是肾间质高度水肿,压迫肾小管及大量管型、堵塞肾小管,导致肾小管高压,肾小球滤过率急剧减少。

(4)其他。长期低蛋白血症会导致营养不良、儿童生长发育缓慢;长期高脂血症易增加动脉硬化、冠心病的发生率,促进肾小球硬化和肾小管间质病变的发生;免疫球蛋白减少会导致机体免疫力降低,容易发生感染;金属结合蛋白丢失可导致铁、锌、铜等微量元素缺乏。

(三)实验室及其他检查

1.尿液检查

尿蛋白定性一般为($+++\sim++++$),24h 尿蛋白定量$>3.5g$。尿中可出现红细胞及颗粒管型。

2.血液检查

血浆清蛋白$<30g/L$,胆固醇、三酰甘油、低密度及极低密度脂蛋白均可增高。

3.肾功能检查

内生肌酐清除率正常或降低,血肌酐和尿素氮可正常或升高。

4.B超检查

B超检查示双侧肾脏体积正常或缩小。

5.肾活组织病理检查

肾活组织病理检查能够明确肾小球病变的病理类型。

(四)诊断要点

根据大量蛋白尿、低蛋白血症、水肿、高脂血症等临床表现,排除继发性病因和遗传性疾病,可做出诊断,其中尿蛋白$>3.5g/d$、血浆清蛋白$<30g/L$ 为诊断的必要条件。

(五)治疗要点

1.一般治疗

卧床休息至水肿消失、一般情况好转后,可逐渐增加活动量。给予足够热量、低盐、低脂及富含不饱和脂肪酸、可溶性纤维的饮食。肾功能良好者给予正常量的优质蛋白,肾功能减退时改为优质低蛋白饮食。

2.利尿消肿

利尿治疗的原则是不宜过快、过猛,以免引起血容量不足、加重血液高黏倾向,诱发血栓、栓塞等并发症。

(1)常用噻嗪类利尿剂加保钾利尿剂,以提高利尿效果,减少钾的代谢紊乱。

(2)上述治疗无效时,改为渗透性利尿剂(低分子右旋糖酐)与袢利尿剂合用,利尿效果良好。

(3)静脉输注血浆或血浆清蛋白,能够提高胶体渗透压,之后加用袢利尿剂能够增强利尿效果。

3.减少尿蛋白

持续大量蛋白尿可致肾小球高滤过,加重肾小管间质损伤,加速肾小球硬化,是决定肾小球疾病预后的重要因素。

血管紧张素转换酶抑制剂(ACEI)或血管紧张素 II 受体拮抗剂(ARB),除能够有效控制血压外,还可通过降低肾小球内压减少尿蛋白。

4.抑制免疫与炎症反应

(1)糖皮质激素。糖皮质激素具有抑制免疫与炎症反应、抑制醛固酮和抗利尿激素、影响肾小球基膜通透性等作用。应用时应遵循起始量足,缓慢减药和长期维持的原则。目前常用的糖皮质激素是泼尼松,起始量为 $1mg/(kg \cdot d)$,服用 8～12 周。之后每 2～3 周减少原用量的 10%,当减至 20mg/d 时疾病易反跳,减量应更加缓慢。当减至 0.4～0.5mg/(kg·d)时,再继续服用半年至 1 年,甚至更久。激素可采用全日量顿服,维持用药期间可隔天 1 次顿服,以减轻激素的不良反应。根据患者对激素治疗的反应可分为 3 种类型:激素抵抗型(对激素治疗无效)、激素依赖型(药量减到一定程度即复发)、激素敏感型(治疗 8～12 周疾病缓解)。

(2)细胞毒药物。细胞毒药物多用于激素依赖型或激素抵抗型肾病综合征,以协同激素治疗。目前,最常用的细胞毒药物是环磷酰胺,剂量为每日每千克体重 2mg,分 1～2 次口服;或 200mg 隔日静脉注射,总量达 6～8g 后停药。

(3)环孢素。环孢素用于激素抵抗及细胞毒药物无效的难治性肾病综合征,可选择性抑制辅助 T 细胞及细胞毒效应 T 细胞。常用剂量为 3～5mg/(kg·d),分 2 次空腹口服,服药期间需监测并维持血浓度谷值为 100～200ng/mL,服药 2～3 个月后缓慢减量,至少服用 1 年。

5.并发症防治

(1)感染。激素治疗时,通常不主张预防性使用抗生素,以免诱发真菌双重感染。一旦出现感染,应及时选用敏感、强效及无肾毒性的抗生素。

(2)血栓形成及栓塞。存在血液高凝状态时应给予抗凝剂(如肝素、华法林),同时辅以抗血小板药(如双嘧达莫)。对已发生血栓或栓塞者,应尽早应用尿激酶或链激酶溶栓,同时配合应用抗凝药。

(3)急性肾衰竭。利尿剂无效且达到透析指征时应及时进行透析治疗。

6.中医中药治疗

一般与激素及细胞毒药物联合使用,不但能够抑制免疫、抑制系膜细胞增生,还能够改善滤过膜的通透性,如雷公藤等。

(六)常见护理诊断/问题

1.体液过多

体液过多与低蛋白血症致血浆胶体渗透压下降有关。

2.营养失调

低于机体需要量。营养低于机体需要量与大量蛋白质的丢失、蛋白质摄入减少及吸收障碍等有关。

3.有感染的危险

有感染的危险与应用激素或免疫抑制剂、机体抵抗力下降有关。

4.有皮肤完整性受损的危险

有皮肤完整性受损的危险与水肿、营养不良有关。

(七)护理措施

1.休息与活动

有全身严重水肿、胸膜腔积液时应绝对卧床休息,但应指导患者在床上做关节的全范围运动,以防止关节僵硬及挛缩,预防血栓形成。水肿减轻后患者可逐渐增加活动量,先进行简单床旁活动,再进行室内小范围活动,当尿蛋白下降到 2g/d 以下时可适当进行室外活动,但整个治疗过程中,患者应避免剧烈运动、避免劳累。

2.饮食护理

一般提倡摄入正常量的优质蛋白,按 $0.8\sim1.0g/(kg \cdot d)$ 供给。但当肾功能不全时,应根据内生肌酐清除率调整蛋白质的供给量。热量供给要充足,每天每千克体重不少于 $126\sim147kJ(30\sim35kcal)$。为控制高脂血症,应减少富含饱和脂肪酸食物的摄入,而多食富含可溶性纤维的食物(如燕麦,豆类)等。存在水肿时应给予低盐饮食。注意补充多种维生素及微量元素(如铁、钙)。另外,由于肾病综合征患者多食欲欠佳,故在烹调方法上应注重食物的色、香、味,必要时可用番茄汁、糖醋汁等进行调味,以改善患者食欲。

3.病情观察

监测患者的生命体征、体重、腹围、出入量的变化。例如,监测患者体温变化,有无出现咳嗽、咳痰、肺部湿啰音、尿路刺激征、皮肤破溃化脓等,以判断是否出现感染;根据患者有无腰痛、下肢疼痛、胸痛、头痛等判断是否合并肾静脉、下肢静脉、冠状血管及脑血管血栓;根据患者有无少尿、无尿及血尿素氮、血肌酐升高等判断有无肾衰竭。另外,定期监测血浆清蛋白、血红蛋白等指标,以了解机体的营养状态。

4.用药护理

(1)激素和细胞毒药物。遵医嘱应用激素及细胞毒药物,观察药物疗效及不良反应。粗皮质激素、环磷酰胺的不良反应观察参见本节"急进性肾小球肾炎患者的护理"。环孢素的不良反应包括肝肾毒性、高血压、高尿酸血症、多毛及牙龈增生等。患者服用上述药物期间,应注意遵医嘱服药,不能私自减量和停药。

(2)利尿药物。利尿剂的不良反应参见本节"急性肾小球肾炎患者的护理"。

（3）中药。雷公藤制剂能够造成性腺抑制、肝肾损害及外周血白细胞减少等不良反应,故使用时应注意监测尿量,性功能、肝肾功能及血常规的变化。

（4）抗凝药。在使用肝素、双嘧达莫等药物抗凝过程中,若出现皮肤黏膜、口腔、胃肠道等的出血倾向,应及时进行对症处理,必要时停药。

5.感染的预防及护理

保持病房环境清洁,定时开窗通风换气,定期进行空气和病室物品的消毒,保持室内温、湿度适宜;限制探访人次,尤其限制上呼吸道感染者的探视。指导患者保持皮肤清洁、干燥,避免皮肤受摩擦或损伤;协助患者进行口腔黏膜、眼睑、结膜及会阴部的清洁。另外,指导患者少去人多的公共场所;注意保暖。一旦发生感染,应遵医嘱正确采集患者的血、尿、痰、腹腔积液等标本送检,根据药敏试验使用有效的抗生素,观察用药后感染是否得到控制。

6.心理护理

本病病程长、反复发作会给患者及家属造成沉重的身心负担。首先应鼓励患者发泄情绪、表达自己的需求;及时向患者及家属报告疾病的治疗进展,帮助他们建立战胜疾病的信心。同时,充分利用患者的社会支持系统,为患者提供充足的物质与精神支持。

（八）健康指导

1.预防疾病

让患者理解预防感染的重要性及预防方法,告知其保持个人卫生,避免受凉。

2.疾病知识指导

向患者及家属介绍疾病的特点,告知患者药物的使用方法及注意事项,尤其注意糖皮质激素及细胞毒药物的常见不良反应。指导患者注意休息、适当活动,积极配合治疗和护理。告知优质蛋白、高热量、低盐、低脂及高纤维饮食的重要性。

3.随访指导

定期门诊随访,指导患者进行病情监测,出现病情变化及时就诊。

（九）预后

肾病综合征的预后取决于其病理类型、有无并发症、是否复发等。一般来说,微小病变型肾病和轻度系膜增生性肾小球肾炎的预后较好,而重度系膜增生性肾炎及系膜毛细血管性肾炎、存在反复感染、血栓栓塞并发症的患者预后较差。

第二节　尿路感染的护理

尿路感染（UTI）简称尿感,是指各种病原微生物在尿路中生长、繁殖所导致的尿路炎症性疾病。本病以育龄女性、老年人、免疫力低下及尿路畸形者多见。根据感染发生的部位分为上尿路感染和下尿路感染。上尿路感染主要指肾盂肾炎,下尿路感染主要是膀胱炎。根据有无尿路结构或功能异常,临床上又将尿路感染分为复杂性尿路感染和非复杂性尿路感染。复杂性尿感是指伴有尿路引流不畅、畸形、结石,膀胱输尿管反流等结构或功能的异常,或在慢性肾实质性疾病基础上发生的感染。无上述情况者称为非复杂性尿感。

一、病因与发病机制

(一)病因

革兰阴性杆菌是尿感最常见的致病菌,以大肠埃希菌最常见,占 85% 以上,其次为变形杆菌、克雷白杆菌、柠檬酸杆菌属等。5%～10% 的尿路感染由革兰阳性细菌引起,主要是粪链球菌和葡萄球菌。大肠埃希菌最常见于无症状性细菌尿、非复杂性尿感或首发尿感。医院内感染、复杂性或复发性尿感尿路器械检查后发生的尿感多由于粪链球菌、变形杆菌、克雷白杆菌或铜绿假单胞菌感染所致。而变形杆菌多见于尿路结石者,铜绿假单胞菌多见于尿路器械检查后或长期留置导尿的患者,金黄色葡萄球菌多见于血源性尿感,柠檬色或白色葡萄球菌感染常见于性生活活跃的女性。另外,结核分枝杆菌、真菌、衣原体和原虫感染等也可导致尿感。近年来,随着抗生素与免疫抑制剂的广泛应用,革兰阳性细菌和真菌性尿感呈增加趋势。

(二)发病机制

1.感染途径

95% 尿感的病原菌来自上行感染。病原菌经由尿道上行至膀胱,甚至输尿管、肾盂引起的感染称为上行感染。在正常情况下,前尿道和尿道口周围定居着少量细菌,一般不致病。机体抵抗力下降,性交、尿路梗阻、尿道黏膜损伤或医源性操作等容易引起上行感染。不足 2% 的患者通过血行感染途径到达肾脏和尿路其他部位而引起感染,以接受免疫抑制剂治疗或者伴有严重尿路梗阻的患者多见。

2.机体防御功能

是否发生尿感与细菌的数量、毒力及机体的防御功能有关。机体的防御机制包括:尿液的冲刷作用;尿路黏膜对入侵细菌的抵御;前列腺分泌物的抗菌作用;尿液中高浓度尿素及低 pH 值不利于细菌生长;感染出现后,白细胞对细菌的清除作用;输尿管膀胱连接处的活瓣能够起到防止尿液、细菌流入输尿管的作用。

3.易感因素

易感因素包括:

(1)性别,女性尿道短而宽,距离肛门较近,容易发生尿感,尤其在性生活时可将尿道口周围的细菌挤压入膀胱而引起感染,男性的包茎、包皮过长是尿感的诱发因素。

(2)尿路梗阻,如尿路结石、肿瘤、前列腺增生等。

(3)泌尿系统畸形或结构异常,如肾发育不良、肾盂及输尿管畸形、多囊肾等。

(4)膀胱输尿管反流。

(5)医源性因素,如留置尿管、膀胱镜和输尿管镜检查、逆行性尿路造影等。

(6)机体免疫力低下,如糖尿病、艾滋病、长期卧床的慢性疾病及长期应用免疫抑制剂的患者等。

4.细菌的致病力

细菌进入膀胱能否引起尿感与其致病力关系密切。例如,大肠埃希菌只有具有特殊致病力的少数菌株能够引起症状性尿感。

二、临床表现

(一)急性膀胱炎

急性膀胱炎占尿感的 60%,患者主要表现为尿频、尿急、尿痛,排尿不适、下腹部疼痛等。尿液常混浊、有异味,30% 的患者出现血尿。若患者出现明显的全身症状,体温高于 38℃,应考虑上尿路感染。致病菌多为大肠埃希菌,占 75% 以上。

(二)肾盂肾炎

1.急性肾盂肾炎

(1)全身症状。全身症状有高热、寒战、头痛、全身酸痛、无力、恶心、呕吐等,体温多超过 38℃,且多为弛张热。部分患者出现革兰阴性杆菌败血症。

(2)泌尿系统症状。部分患者出现尿频、尿急、尿痛等膀胱刺激症状,多数伴腰痛、肋脊角压痛或叩击痛。部分患者无明显膀胱刺激症状。

2.慢性肾盂肾炎

慢性肾盂肾炎的症状不典型。超过 50% 的患者有急性肾盂肾炎病史,之后出现低热、尿频、排尿不适、腰部酸痛及肾小管受损表现(如夜尿增多、尿比重降低等),随病情进展可发展为慢性肾衰竭。

(三)无症状性菌尿

患者有真性细菌尿但无尿感症状。无症状性菌尿多见于老年人和孕妇,青年女性发病率小于 5%,孕妇发病率约为 7%,而老年女性及男性发病率为 40%～50%。致病菌多为大肠埃希菌,尿常规无明显异常,但尿培养是真性菌尿,也可在病程中出现急性尿路感染症状。

(四)并发症

当细菌毒力强或机体抵抗力降低时可出现肾乳头坏死、肾周围脓肿。前者主要表现为寒战、高热、剧烈腰痛、血尿,有坏死组织脱落并从尿中排出,出现肾绞痛,甚至伴有败血症、急性肾衰竭等。后者常由严重的肾盂肾炎直接发展而来,多数患者伴有尿路梗阻、糖尿病等易感因素,除原有肾盂肾炎症状加重外,常出现明显的单侧腰痛,向健侧弯腰时疼痛加剧。

三、实验室及其他检查

(一)尿常规检查

尿常规检查可出现白细胞尿、血尿、蛋白尿。尿中白细胞常显著增加,肾盂肾炎患者可出现白细胞管型;部分患者出现镜下血尿,少数患者有肉眼血尿;尿蛋白多呈阴性或微量。

(二)尿细菌学检查

1.尿涂片镜检

采用清洁中段尿沉渣涂片,平均每个视野细菌数≥1 个,提示尿路感染。此方法可初步确定细菌类别,有助于选择抗生素。

2.细菌培养

中段尿培养含菌量≥10^5/mL,且做 2 次为同一菌种,称真性菌尿,可确诊尿路感染;中段尿培养含菌量在(10^4～10^5)/mL 为可疑阳性,需复查。

(三)影像学检查

对于反复发作或经久不愈的尿路感染患者,可通过 B 超、X 线平片、静脉肾盂造影(IVP)、逆行性肾盂造影、排尿期膀胱输尿管反流造影等检查以明确是否存在结石、梗阻、畸形及反流等因素。但尿感急性期不宜进行 IVP。

四、诊断要点

典型尿感可根据尿路刺激征、感染中毒症状或腰部不适、尿液改变及尿细菌学检查等做出诊断。无症状性菌尿则主要根据尿细菌学检查做出诊断。出现全身感染症状、腰痛、肋脊角压痛、肾区叩击痛等多为肾盂肾炎,而以膀胱刺激征为主要表现者一般为膀胱炎。

五、治疗要点

(一)一般治疗

急性期患者应多饮水、勤排尿,注意休息。膀胱刺激征和血尿明显者可口服碳酸氢钠片 1g,每日 3 次,以碱化尿液、缓解症状、抑制细菌生长、避免血凝块形成。对应用磺胺类抗生素者,还可以增强药物的抗菌活性并避免尿路结晶形成。对于反复发作者,应积极寻找病因并去除诱发因素。

(二)抗感染治疗

治疗原则:一是选用致病菌敏感的抗生素,首发尿感一般首选对革兰阴性杆菌有效的抗生,素,治疗 3d 症状改善不显著时,应根据药敏结果调整用药;二是抗生素在尿和肾内的浓度要高;三是选用肾毒性小、不良反应少的抗生素;四是单一药物治疗失败、严重感染、混合感染、出现耐药菌株时应考虑联合用药;五是不同类型的尿路感染给予不同的治疗时间。

1.急性膀胱炎

(1)单剂量疗法。常用磺胺甲噁唑 2.0g,甲氧苄啶 0.4g,碳酸氢钠 1.0g,一次顿服(简称 STS 单剂);氧氟沙星 0.4g,一次顿服;阿莫西林 3.0g,一次顿服。但单剂量疗法容易复发。

(2)短疗程疗法。常用磺胺类、喹诺酮类、半合成青霉素或头孢类等抗菌药物,连用 3d。目前更推荐此法,与单剂量疗法相比,此法更有效,耐药性并无增高;可减少复发,增加治愈率。

无论何种疗法,停用抗菌药物 7d 后,应进行尿细菌定量培养。若结果呈阴性,表示急性细菌性膀胱炎已治愈;若仍有真性细菌尿,应继续给予 2 周抗生素治疗。对于妊娠妇女、老年人、糖尿病患者、机体免疫力低下及男性患者应采用 7d 疗程。

2.肾盂肾炎

(1)轻型患者。轻型患者可口服药物治疗,疗程 10～14d。常用药物有喹诺酮类(剂量同急性膀胱炎)、半合成青霉素类(如阿莫西林 0.5g,每天 3 次)、头孢菌素类(如头孢呋辛 0.25g,每天 2 次)等。一般用药 72h 可显效,如尿菌仍阳性,应根据药敏试验选用有效抗生素继续治疗 4～6 周。

（2）严重感染伴明显毒血症状者。需静脉给药。常用药物：氨苄西林 1.0～2.0g,4h1 次；头孢噻肟钠 2.0g,8h1 次；头孢曲松钠 1.0～2.0g,12h1 次；左氧氟沙星 0.2g,12h1 次，治疗 72h 无好转，应按药敏结果更换抗生素，必要时联合用药。氨基糖苷类抗生素肾毒性大，应慎用。经过上述治疗若好转，可于热退后继续用药 3d 再改为口服用药，完成 2 周疗程。经上述治疗仍有持续发热者，应警惕肾乳头坏死、肾周脓肿等并发症的发生。

3.再发性尿路感染

再发性尿路感染包括重新感染和复发。

（1）重新感染，治疗后症状消失，尿菌转阴性后，但停药 6 周后再次出现真性细菌尿，菌株与上次不同，称为重新感染。多数患者有尿路感染症状，治疗方法与首次发作相同。对半年内发生 2 次以上者，可用长疗程低剂量抑菌疗法，即每晚临睡前、排尿后服用小剂量抗生素 1 次，如复方磺胺甲噁唑 1～2 片或呋喃妥因 50～100mg 或氧氟沙星 200mg，每 7～10d 更换药物 1 次，连用半年，若停药后再发，则再采用此疗法 1～2 年甚至更长。

（2）复发，治疗后症状消失，尿菌转阴，但 6 周内再出现菌尿，菌种与上次相同，称为复发。复发且为肾盂肾炎者，特别是复杂性肾盂肾炎，在去除诱发因素（如结石、梗阻、尿路异常等）的基础上，应根据药敏选择有效抗生素，疗程不少于 6 周。反复发作者，给予长疗程低剂量抑菌疗法。

4.无症状性菌尿

无症状性菌尿有下述情况者需要治疗：妊娠期；学龄前儿童；曾出现有症状感染者；肾移植、尿路梗阻及其他尿路有复杂情况者。一般主张短疗程用药，若治疗后复发可选用长疗程低剂量抑菌疗法。

（三）疗效评定

1.有效

治疗后复查菌尿转阴。

2.治愈

症状消失，尿菌呈阴性，疗程结束后 2 周、6 周复查尿菌仍呈阴性。

3.治疗失败

治疗后尿菌仍呈阳性，或治疗后尿菌呈阴性，但 2 周或 6 周复查尿菌转为阳性，且为同一种菌株。

六、常见护理诊断/问题

（一）排尿异常

尿频、尿急、尿痛。尿频、尿急、尿痛与泌尿系统感染有关。

（二）体温过高

体温过高与急性肾盂肾炎发作有关。

（三）潜在并发症

常见的并发症有肾乳头坏死、肾周脓肿等。

(四)知识缺乏

缺乏尿路感染的预防知识。

七、护理措施

(一)休息与活动

保持环境清洁、安静、舒适。急性发作期患者增加休息与睡眠。

(二)饮食护理

给予患者高热量、高蛋白、高维生素、清淡、易消化的饮食,高热、全身症状明显的患者给予流质或半流质饮食,并注意加强口腔护理。在无其他疾病禁忌的情况下,指导患者每日摄水量在 2000mL 以上,保证尿量不低于 1500mL;必要时通过静脉补液增加尿量,以达到冲洗尿路,促进细菌和炎性分泌物排出的目的。

(三)病情观察

监测患者的体温及尿液变化,高热患者尤其注意做好降温和生活护理,同时观察腰痛的性质、部位及程度的变化。若经治疗后患者仍高热不退,同时出现腰痛加剧,应考虑是否有肾周脓肿、肾乳头坏死等并发症的发生,应及时通知医生并协助处理。

(四)用药护理

强调遵医嘱用药的重要性,向患者介绍药物的用法、剂量、疗程、不良反应及注意事项,注意口服磺胺甲噁唑期间要多饮水且同时服用碳酸氢钠,以增强疗效及减少磺胺结晶的形成。

(五)心理护理

膀胱炎及急性肾盂肾炎起病急,膀胱刺激征的存在容易使患者产生紧张、焦虑的负性情绪。慢性肾盂肾炎早期又往往因得不到患者及家属的重视而延误治疗。护理人员应仔细评估患者的心理状态,进行针对性的心理疏导,减轻患者的心理负担。

八、健康指导

(一)预防疾病

(1)积极治疗相关疾病,如尿道旁腺炎、阴道炎、男性前列腺炎等。

(2)注意个人卫生,尤其女性月经期、妊娠期、产褥期更要加强会阴部及肛周皮肤的护理。

(3)多饮水,勤排尿,预防尿路感染的发生。

(4)与性生活有关的尿路感染,注意性生活后立即排尿,同时口服抗菌药物预防感染。

(二)疾病知识指导

向患者及家属介绍本病的病因、治愈标准及预防方法,告知患者多饮水、勤排尿及保持个人卫生的重要性,使患者积极主动地配合治疗与护理。

(三)随访指导

指导患者识别尿路感染的临床表现特点,一旦发生立刻就诊,同时定期门诊随访。

九、预后

急性肾盂肾炎若得到及时治疗,90％的患者能够治愈。若存在尿路梗阻、畸形等易感因素则需及时纠正,否则容易演变为慢性肾盂肾炎,甚至慢性肾衰竭。

第三节　肾衰竭的护理

一、急性肾衰竭患者的护理

急性肾衰竭（ARF）是指多种病因引起的肾功能急剧下降而出现的临床综合征。

近年来提出急性肾损伤（AKI）的概念，AKI 是指肾功能在 48h 内突然减退，血肌酐（SCr）升高至绝对值＞26.5μmol/L(0.3mg/dl)或 SCr 升高超过基础值的 50%，或尿量＜0.5mL/(kg·h)且持续超过 6h。AKI 的提出有助于 ARF 的早期诊断与治疗。

急性肾衰竭有广义和狭义之分。广义上根据病因可分为肾前性、肾性和肾后性三类；狭义上急性肾衰竭指急性肾小管坏死（ATN），本节主要以 ATN 为例进行介绍。

（一）病因与发病机制

1.病因

肾前性急性肾衰竭是指各种原因引起的肾血流灌注不足所致的肾小球滤过率下降、肾实质组织结构完好。常见原因包括血容量减少（如各种原因引起的液体丢失、出血或细胞外液重新分布）、心排出量减少、周围血管扩张（如使用降压药物、脓毒血症、过敏性休克等）、肾内血流动力学改变（如使用去甲肾上腺素、血管紧张素转换酶抑制剂等）。肾性急性肾衰竭多由肾实质损伤所致，如肾小管、肾间质、肾小球和肾血管的损伤。肾后性急性肾衰竭因急性尿路梗阻所致，从肾盂到尿道的任一水平均可发生梗阻，如肿瘤、结石、前列腺增生、肾乳头坏死堵塞等。

2.发病机制

目前认为，ARF 的发病机制主要与肾血流动力学的改变、肾小管损伤及炎症因子的参与有关。

（1）肾血流动力学的改变。肾缺血、肾内血流重新分布、肾皮质血流量减少、髓质充血，这些均可导致肾小球滤过率（GFR）下降。

（2）肾小管损伤。急性缺血再灌注或肾毒性物质会导致肾小管损伤，使肾小管对钠的重吸收减少、管—球反馈增强，肾小管内形成管型导致梗阻，管内压力增高、GFR 下降。严重肾小管损伤时肾小球滤过液反渗或漏出，导致肾间质水肿，从而加重肾损伤。

（3）炎症因子的参与。肾缺血可导致内皮细胞损伤及炎症反应的发生，最终引起白细胞浸润和小管上皮细胞产生炎症介质，炎症反应导致肾组织损伤的加重，GFR 下降。

（二）临床表现

1.起始期

此期一般持续数小时至数天，尚未发生明显的肾实质损伤，此时 ARF 是可以预防的。但随着肾小管上皮细胞发生明显损伤、GFR 逐渐下降，则进入维持期。

2.维持期

维持期又称少尿期。一般持续 7～14d，但也可短至几天或长达 4～6 周。GFR 维持在低水平,多数患者出现少尿(<400mL/d)或无尿(<100mL/d);也有部分患者尿量在 400mL/d 以上,称非少尿型急性肾衰竭,其病情轻、预后较好。随着肾功能减退,可出现一系列尿毒症表现。

(1)全身症状。

消化系统:常为首发症状,出现食欲缺乏、恶心、呕吐、腹胀、腹泻等,甚至有消化道出血。

呼吸系统:主要为容量负荷过重导致的急性肺水肿和感染,表现为呼吸困难、咳嗽、憋气、胸痛等。

循环系统:因少尿、水钠潴留导致体液过多,出现高血压及心力衰竭;因毒素蓄积、电解质紊乱、贫血及酸中毒等可引起心律失常及心肌病变。

神经系统:出现尿毒症脑病症状,如意识障碍、躁动、谵妄、抽搐、昏迷等。

血液系统:有贫血或出血倾向。

其他:感染是常见且严重的并发症,感染部位以肺部、泌尿道及伤口为主。另外,疾病发展过程中容易并发多脏器衰竭,患者病死率高达 70%。

(2)水、电解质和酸碱平衡失调。

代谢性酸中毒:主要由于肾排酸能力下降、酸性代谢产物增多所致。

高钾血症:是少尿期的首要死因。多由于肾排泄钾减少、代谢性酸中毒、组织分解过快等引起。患者容易出现恶心、呕吐、四肢麻木、烦躁等表现,同时出现室性心动过缓、房室传导阻滞等心律失常,重者出现心室颤动或心搏骤停。

低钠血症:主要为水钠潴留引起的稀释性低钠,严重者出现脑水肿。

其他:可出现低钙、高磷、低氯血症。但远不如慢性肾衰竭时明显。

3.恢复期

恢复期是指从肾小管再生、修复,至肾小管完全恢复的过程。GFR 逐渐恢复至正常或接近正常水平。少尿型患者开始出现多尿表现,每日尿量可达 3000~5000mL,持续 1~3 周后逐渐恢复正常。与 GFR 相比,肾小管上皮细胞功能(溶质和水的重吸收)恢复相对延迟,需数月后恢复正常。部分患者会遗留不同程度的肾脏结构或功能缺陷。

(三)实验室及其他检查

1.血液检查

血液检查可出现轻度贫血,血肌酐和尿素氮进行性升高,血 pH 和碳酸氢根离子浓度下降,血钠、血钙浓度降低,血钾、血磷浓度升高。

2.尿液检查

尿蛋白多为(+~++),以小分子蛋白为主。尿沉渣可见肾小管上皮细胞、上皮细胞管型、颗粒管型及少许红、白细胞等。尿比重低且固定,一般低于 1.015。尿渗透浓度在 350mmol/L 以下,尿与血渗透浓度之比低于 1。尿钠含量增高,多为 20~60mmol/L,钠排泄分数[(尿钠/血钠)/(尿肌酐/血肌酐)×100%]和肾衰指数[尿钠/(尿肌酐/血肌酐)]常大于 1。注意尿液指标检查应在输液、使用利尿药、高渗药物之前进行,以免结果受到影响。

3.影像学检查

首选尿路 B 超检查,以排除尿路梗阻或慢性肾脏疾病。CT、MRI 或放射性核素检查有助于明确肾血管病变。

4.肾活检

肾活检是 ARF 重要的诊断手段,在排除了肾前性及肾后性原因后,没有明确致病原因的肾性 ARF 具有肾活检指征。

(四)诊断要点

根据原发病因,肾功能急剧减退,结合相应临床表现及实验室检查,如突发性少尿,血肌酐绝对值平均每天增加 $44.2\mu mol/L$ 或 $24\sim72h$ 内血肌酐值较基础值升高 $25\%\sim100\%$,一般可做出诊断。

(五)治疗要点

急性肾衰竭的治疗包括早诊断,及时识别并纠正可逆病因,维持水、电解质和酸碱平衡,营养支持,防治并发症及肾脏替代治疗等。

1.及时纠正可逆病因

ARF 的治疗首先强调纠正可逆病因,如严重外伤、心力衰竭、急性失血等,应尽快输血、扩容,处理血容量不足、休克或感染等。及时停用影响肾灌注或肾毒性的药物,存在尿路梗阻时积极采取措施去除梗阻。

2.维持体液平衡

坚持"量出为入"的原则,控制液体入量。每日进液量大致可按前一日尿量加 500mL 计算。发热患者只要体重不增加即可增加进液量。

3.营养支持

充足的营养可有利于损伤细胞的修复与再生,提高存活率。

4.高钾血症

严密监测患者的血钾浓度,当血钾超过 6.5mmol/L,心电图出现 QRS 波增宽时,应进行紧急处理:

(1)10％葡萄糖酸钙 $10\sim20mL$ 稀释后缓慢静脉注射(不少于 5min)。

(2)5％碳酸氢钠 $100\sim200mL$ 静脉滴注,纠正酸中毒并促使钾离子向细胞内移动。

(3)50％葡萄糖溶液 $50\sim100mL$ 加胰岛素 $6\sim12U$ 缓慢静脉注射,以促进糖原合成,使钾离子向细胞内流动。

(4)口服离子交换树脂 $15\sim30g$,每天 3 次。

(5)以上措施均无效时,血液透析是最有效的治疗措施。

5.代谢性酸中毒

应及时治疗,如 HCO_3 浓度低于 15mmol/L 时,给予 5％碳酸氢钠 $100\sim250mL$ 静脉滴注。严重酸中毒患者应立即透析治疗。

6.感染

尽早应用抗生素,选用无肾毒性或毒性小的药物,并按 GFR 及时调整用药剂量。

7.肾脏替代治疗

采用肾脏替代治疗的指征包括：心包炎、严重高钾血症、代谢性酸中毒、容量负荷过重且对利尿剂治疗无效等。重症患者则提倡早期透析治疗，其目的在于：尽早清除体内过多的水分；清除尿毒症毒素；纠正高钾血症与代谢性酸中毒，以稳定机体内环境；有助于液体、热量、蛋白质及其他营养物质的补充。可选择腹膜透析、间歇性血液透析或连续性肾脏替代治疗。

8.多尿期的治疗

由于此期患者的肾小球滤过功能尚未完全恢复，肾小管浓缩功能较差，治疗重点为维持水、电解质和酸碱平衡，控制氮质血症及防治各种并发症。已行透析者应继续透析。多尿期1周后血肌酐和尿素氮降至正常范围，可逐渐降低透析频率直至停止透析。

9.恢复期的治疗

一般无须特殊处理，避免肾毒性药物的使用，定期随访肾功能。

(六)常见护理诊断/问题

1.营养失调

低于机体需要量。营养低于机体需要量与食欲缺乏、限制蛋白质的摄入及透析等有关。

2.有感染的危险

有感染的危险与机体抵抗力下降有关。

3.潜在并发症

常见的并发症有急性左心衰竭、心律失常、心包炎、高血压脑病、多脏器功能衰竭等。

4.有皮肤完整性受损的危险

有皮肤完整性受损的危险与体液过多、机体抵抗力下降有关。

(七)护理措施

1.休息与体位

患者应绝对卧床休息。下肢水肿者应适当抬高下肢，昏迷患者按昏迷护理常规进行护理。

2.饮食护理

给予患者清淡的流质或半流质饮食，并减少钠、钾、氯的摄入。给予患者优质蛋白饮食，蛋白质摄入量限制在 $0.8g/(kg \cdot d)$ 以下，适当补充必需氨基酸，对于高分解代谢及透析患者，可适当增加蛋白质摄入量。给予充足热量，每天 $35kcal/kg(147kJ/kg)$。不能经口进食者可进行鼻饲或肠外营养。

3.病情观察

(1)监测水平衡。严格记录 24h 液体出入量，观察患者有无体液过多的表现：有无皮下气肿；体重每天增加 0.5kg 以上，提示体液过多；血清钠浓度偏低且无失盐，提示液体潴留；中心静脉压高于 $12cmH_2O$，提示体液过多；胸部 X 线显示肺充血征象，提示液体潴留；无感染迹象，出现心率加快、呼吸急促、血压增高，应怀疑体液过多。

(2)监测电解质及酸碱平衡。密切观察患者血清钠、钾、钙的水平，发现异常及时通知医生进行处理。观察患者是否出现心电图改变、肌无力等高钾血症表现，预防高钾血症的措施包括及时纠正代谢性酸中毒、禁止输入库存血、预防和控制感染等。高钾血症患者应限制钾的摄入，少食或忌食含钾丰富的食物，如香蕉、坚果、山药、香菇、榨菜、紫菜、菠菜等。限制钠盐的摄入。观察有无手指麻木、易激惹、腱反射亢进、抽搐等低钙血症表现，若存在低钙血症，可遵医嘱应用活性维生素 D 及钙剂，并增加含钙量高的食物(如牛奶、虾皮等)的摄入。

4.用药护理

向患者强调遵医嘱用药的重要性，并介绍药物的用法、剂量、疗程、不良反应及注意事项，合理应用无肾毒性或毒性小的药物，以减轻肾脏损害。

5.心理护理

及时评估患者及其家属的心理状态，并给予针对性的心理疏导，减轻患者的心理负担。

(八)健康指导

1.预防疾病

慎用肾毒性药物。避免进行需要应用大剂量造影剂的影像学检查，尤其是肾血流灌注不良者(如脱水、失血、休克者)及老年人。避免接触工业毒物、重金属等。误服毒物时应立即导泻或洗胃，并对症应用解毒剂。

2.疾病知识指导

向患者及其家属介绍本病的病因、治愈标准及预防方法，告知患者保持个人卫生的重要性，使患者积极主动地配合治疗与护理。

3.随访指导

教会患者测量和记录尿量，强调监测尿量与肾功能的重要性，指导患者定期门诊随访。

(九)预后

本病预后与病因、并发症的严重程度有关。肾前性因素导致的 ARF 若能早期诊断与治疗，肾功能多可完全恢复，病死率小于 10%。肾性 ARF 无并发症者病死率为 10%～30%，合并多脏器衰竭时病死率高达 30%～80%。肾后性 ARF 若能及时解除梗阻，肾功能大多恢复较好。部分患者肾功能不能完全恢复，尤其原有慢性肾脏病、高龄及治疗不及时者容易发展为慢性肾衰竭。

二、慢性肾衰竭患者的护理

慢性肾衰竭(CRF)简称肾衰竭，是在各种慢性肾脏疾病的基础上，肾功能进行性减退，最终出现代谢产物潴留，水、电解质和酸碱平衡紊乱为主要表现的临床综合征。根据肾功能损害程度，我国将慢性肾衰竭分为 4 期：肾功能代偿期、肾功能失代偿期、肾衰竭期和尿毒症期。

肾功能代偿期：Ccr 为 50～80mL/min，血肌酐正常，患者无症状。

肾功能失代偿期：即肾衰竭早期，Ccr 为 25～50mL/min，出现氮质血症，血肌酐已升高，为 186～442pmol/L，患者出现轻度贫血、乏力和夜尿增多。

肾衰竭期：Ccr 降至 10～25mL/min，血肌酐显著升高，为 451～707μmol/L，患者出现轻度胃肠道：心血管和中枢神经系统症状，贫血明显，且夜尿增多及水电解质失调。

尿毒症期：即肾衰竭晚期，Ccr 降至 10mL/min 以下，血肌酐大于 707μmol/L，临床出现显著的各系统症状和血生化异常。

(一)病因与发病机制

1.病因

慢性肾衰竭的主要病因包括原发性肾小球肾炎、继发性肾小球肾炎、糖尿病肾病、高血压肾小动脉硬化、肾小管间质病变、肾血管病变、遗传性肾病等。

2.发病机制

慢性肾衰竭进展的机制尚未完全阐明。目前认为,可能与以下因素有关。

(1)肾小球高滤过:当部分肾单位遭到破坏,残余肾单位代偿性地增加排泄负荷,发生肾小球毛细血管的高灌注,高压力和高滤过,而肾小球内"三高"会引起肾小球硬化不断发展,使肾功能进一步恶化。

(2)肾小管高代谢:残余肾单位的肾小管高代谢状态,引起肾小管氧消耗增加、氧自由基增多,导致细胞和组织损伤,最终导致肾小管萎缩、间质纤维化和肾单位进行性损害。

(3)细胞因子、生长因子、蛋白尿、高蛋白饮食及遗传因素等都与肾小球硬化、肾间质纤维化有密切关系。

尿毒症各种症状的发生与水、电解质和酸碱平衡失调,尿毒症毒素,肾的内分泌功能障碍,持续炎症状态及营养缺乏等有关。

(二)临床表现

慢性肾衰竭早期可无任何症状或仅表现为基础疾病的症状,进入肾衰竭失代偿期时才出现明显症状,尿毒症时甚至出现全身各系统功能紊乱。

1.水、电解质和酸碱平衡紊乱

水、电解质和酸碱平衡紊乱以代谢性酸中毒和水钠平衡紊乱最常见。患者还可出现水肿或脱水、高钠血症或低钠血症、高钾血症或低钾血症、低钙血症、高磷血症、高镁血症等。

2.蛋白质、糖类、脂肪及维生素代谢紊乱

患者可出现氮质血症、清蛋白或必需氨基酸水平下降、糖耐量减低、低血糖症、高甘油三酯血症、高胆固醇血症、维生素 A 水平增高、维生素 B_6 及叶酸缺乏等。

3.各系统表现

(1)胃肠道表现。食欲缺乏是最常见、最早期的表现。患者还可出现呼气有尿味、恶心、呕吐、腹胀腹泻等。另外,上消化道出血也很常见,多与胃黏膜糜烂或消化性溃疡有关。

(2)心血管系统表现。

高血压和左心室肥厚:多数患者存在不同程度的高血压,主要与水钠潴留、肾素-血管紧张素醛固酮系统功能紊乱、血管舒张因子产生不足有关。高血压会导致动脉粥样硬化、左心室肥厚和心力衰竭的发生。

心力衰竭:是最常见的死亡原因之一。其发生主要与水钠潴留、高血压、尿毒症心肌病变、严重贫血、代谢性酸中毒及电解质紊乱有关。

心包炎:主要与尿毒症毒素蓄积,低蛋白血症,水、电解质紊乱,感染,出血等因素有关。心包炎可分为尿毒症性与透析相关性,轻者可无症状,重者可表现为胸痛,且卧位深呼吸时加重,少数患者出现心脏压塞。

动脉粥样硬化:与高磷血症、钙分布异常及血管保护性蛋白缺乏引起血管钙化有关,动脉粥样硬化常迅速发展。发生冠状动脉、脑动脉及全身周围动脉的粥样硬化。

(3)呼吸系统表现。体液过多或酸中毒时可出现气短、气促,甚至出现酸中毒大呼吸。体液过多、心功能不全可出现肺水肿,部分患者可由尿毒症毒素引起尿毒症肺水肿,肺部 X 线检查出现"蝴蝶翼征"。

(4)血液系统表现。血液系统表现主要为贫血或出血倾向,主要是由于肾脏促红细胞生成素(EPO)减少所致,故称为肾性贫血。另外,铁摄入不足、叶酸缺乏、营养不良、慢性失血、感染等因素也会加重贫血。晚期患者多有出血倾向,表现为皮下出血、鼻出血、月经过多,重者出现消化道出血、颅内出血等,出血倾向与血小板功能障碍及凝血因子缺乏有关。

(5)神经、肌肉系统表现。早期患者常有疲乏、失眠、注意力不集中等精神症状,后期可出现性格改变、抑郁、记忆力下降、谵妄、惊厥、昏迷、精神异常等。晚期患者可出现周围神经病变,最常见的是肢端袜套样分布的感觉丧失,也会出现其他表现(如肢体麻木、深反射迟钝或消失肌萎缩、肌无力等)。

(6)肾性骨营养不良症。肾性骨营养不良症简称肾性骨病,是尿毒症患者骨骼改变的总称,与继发性甲状旁腺功能亢进、骨化三醇缺乏、营养不良等有关。早期诊断主要靠骨活组织检查。

(7)内分泌功能失调。内分泌功能失调可表现为:性功能障碍;小儿性成熟延迟;女性性欲差,晚期可闭经、不孕;男性性欲缺乏和阳痿。

(8)感染。感染与机体免疫功能低下、白细胞功能异常等有关,以肺部、尿路和皮肤感染较常见,是 CKD 的主要死因之一。

(三)实验室及其他检查

1.血液检查

血常规可见红细胞计数下降、血红蛋白含量降低、白细胞可升高或降低;肾功能检查结果为血肌酐、血尿素氮增高、内生肌酐清除率降低;血钙降低、血磷增高、血钾和血钠可增高或降低;出现代谢性酸中毒。

2.尿液检查

尿液检查示尿渗透压下降。尿沉渣中有红细胞、白细胞、颗粒管型、蜡样管型等。

3.影像学检查

B 超、X 线平片或 CT 检查均显示双肾缩小。

(四)诊断要点

根据病史、慢性肾衰竭的临床表现,同时 GFR 下降,血肌酐、血尿素氮增高,影像学检查示双肾缩小,即可做出诊断。另外,行肾活检可明确原发病。

(五)治疗要点

重视原发疾病的治疗,积极防治加重慢性肾衰竭进展的危险因素,减少并发症的发生,根据疾病不同阶段采取针对性的防治措施。

1.防治原发病和纠正导致肾功能恶化的因素

积极治疗高血压、糖尿病肾病、肾小球肾炎等原发疾病。避免或消除使 CRF 急剧恶化的危险因素,如使用肾毒性药物,循环血容量不足,水、电解质和酸碱平衡紊乱,贫血,感染等,以延缓或防止肾衰竭,提高生存率。

2.营养治疗

限制蛋白饮食是治疗的重要环节,能够起到减轻症状及相关并发症的作用。CRF 患者蛋白摄入量一般为 $0.6\sim0.8g/(kg\cdot d)$,饮食中动物蛋白与植物蛋白应保持合理比例,一般两者各占一半;对蛋白摄入量限制较严格的患者,动物蛋白可占 $50\%\sim60\%$,以增加必需氨基酸的比例。若有条件,可适当应用必需氨基酸或 a 酮酸。无论应用何种饮食方案,患者都必须摄入足量热量,一般为 $125.6\sim146.5kJ/(kg\cdot d)$。同时注意维生素、叶酸等营养素的补充及控制钾、磷的摄入,磷摄入量一般应为 $600\sim800mg/d$;对严重高磷血症患者,还应同时给予磷结合剂。

3.药物治疗

(1)纠正酸中毒和水、电解质紊乱。

水、钠平衡失调:对于明显水肿的患者,应适当限制水、钠的摄入量。可根据需要适当应用袢利尿剂,对严重水钠潴留、急性左心衰竭者,需尽早进行血液透析或持续性血液滤过,以免延误治疗。

纠正代谢性中毒:一般可口服碳酸氢钠($NaHCO_3$)纠正,轻者使用量为 $1.5\sim3.0g/d$,中、重度患者为 $3\sim15g/d$,必要时可静脉输入。可将纠正酸中毒的 $NaHCO_3$ 总量分 $3\sim6$ 次给予患者,在 $48\sim72h$ 或更长时间后基本纠正酸中毒。对明显心力衰竭的患者,要防止 $NaHCO_3$ 输入量过多,输入速度宜慢,以免加重心脏负荷;也可根据患者情况同时口服或注射呋塞米(呋塞米)$20\sim200mg/d$,以增加尿量,防止钠潴留。若经过积极补碱仍不能纠正,则应及时进行透析治疗。

高钾血症:防治措施同急性肾衰竭。

低钙血症、高磷血症和肾性骨病的治疗:当 $GFR<30mL/min$ 时,应限制磷的摄入,同时应用磷结合剂口服,以碳酸钙为例,一般每次 $0.5\sim2g$,每天 3 次,餐中服用。对明显高磷血症则应暂停应用钙剂,以防转移性钙化的加重。对于血磷正常、血钙低、继发性甲状旁腺功能亢进的患者,可口服 $1,25-(OH)_2D_3$(骨化三醇),以纠正低钙血症和继发性甲状旁腺功能亢进。

(2)控制高血压。对高血压的及时、有效控制是延缓肾功能恶化的有效措施。常用药物包括血管紧张素转化酶抑制剂(ACEI)、血管紧张素Ⅱ受体拮抗剂(ARB)、钙通道阻滞剂(CCB)、袢利尿剂、β受体阻滞剂、血管扩张剂等,其中以 ACEI、ARB、CCB 应用最多。

(3)贫血的治疗。在排除失血、造血原料缺乏等因素后,同时血红蛋白(Hb)$<100g/L$ 可考虑应用重组人促红细胞生成素(rHuEPO)。一般每次用量为 $2000\sim3000U$,每周 $2\sim3$ 次皮下注射。治疗靶目标为 Hb 保持在 $110\sim120g/L$。在应用 EPO 时,应同时注意补充铁剂,如

琥珀酸亚铁、硫酸亚铁等,补充叶酸及 B 族维生素。CRF 患者一般无须输血。

(4)防治感染。注意预防各种病原体的感染。应根据细菌培养及药敏试验选择无肾毒性或肾毒性小的药物,并根据 GFR 水平调整用药剂量。

(5)高脂血症的治疗。治疗与一般高血脂者治疗原则相同。但对维持透析患者,高脂血症的标准宜放宽,血胆固醇水平保持在 6.5～7.8mmol/L,血三酰甘油水平保持在 1.7～2.3mmol/L为宜。

(6)口服吸附疗法和导泻疗法。应用胃肠道途径促进尿毒症毒素的排出,如口服氧化淀粉或活性炭制剂、口服大黄制剂或甘露醇等。

4.替代治疗

当慢性肾衰竭患者 GFR＜10mL/min 并有明显尿毒症临床表现、经治疗不能缓解时,则应进行肾脏替代治疗。对糖尿病肾病,可适当提前进行替代治疗。肾脏替代治疗包括血液透析、腹膜透析与肾脏移植。血液透析与腹膜透析疗效接近、各有优缺点,临床上可综合考虑患者情况合理应用。但透析疗法仅可部分替代肾脏的排泄功能,无法替代肾脏的内分泌及代谢作用。肾移植是目前最佳的肾脏替代疗法,近年来肾移植的疗效已明显改善,成功的肾移植能够恢复正常的肾脏功能,但由于移植后长期使用免疫抑制剂,故感染发生率也增加。

(六)常见护理诊断/问题

1.营养失调

低于机体需要量。营养低于机体需要量与食欲减退、消化功能紊乱、限制蛋白质摄入、贫血等因素有关。

2.潜在并发症

常见的并发症有水、电解质和酸碱平衡紊乱。

3.有感染的危险

有感染的危险与免疫功能低下、透析等因素有关。

4.有皮肤完整性受损的危险

有皮肤完整性受损的危险与皮肤水肿、瘙痒、凝血机制异常、机体抵抗力降低有关。

5.活动无耐力

活动无耐力与心力衰竭,高血压,水、电解质和酸碱平衡紊乱等有关。

(七)护理措施

1.休息与活动

慢性肾衰竭患者以休息为主,应避免过度劳累,做好生活护理。根据病情程度决定活动量:对症状不明显、病情稳定者,可鼓励其适当活动,以不出现疲劳、胸痛呼吸困难、头晕为度;对症状明显、病情加重者,应嘱其绝对卧床休息,且应保证患者的安全。严重贫血患者应卧床休息,坐起、下床活动时动作应缓慢,以免头晕;意识不清者应加护床栏,防止患者坠床;长期卧床者应定时进行床上活动或做被动肢体活动,防止压疮、静脉血栓或肌肉萎缩的发生。

2.饮食护理

(1)蛋白质。应限制蛋白质的摄入。当 GFR＜50mL/min 时就应开始限制蛋白质的摄入,其

中 $50\%\sim60\%$ 的蛋白质是富含必需氨基酸的蛋白质(即优质蛋白),如鸡蛋、鱼、牛奶、瘦肉等,一般摄入 $0.6\sim0.8g/(kg\cdot d)$ 的蛋白质可维持患者的氮平衡;GFR 在 $10\sim20mL/min$ 者,蛋白质摄入量约为 $35g(0.6g/kg)$,GFR$>20mL/min$ 者,可加 $5g$;当 GFR 在 $5\sim10mL/min$ 时,每日摄入的蛋白约为 $25g(0.4g/kg)$;当 GFR$<5mL/min$ 时,每天蛋白质摄入量不宜超过 $20g(0.3g/kg)$,此时需经静脉补充必需氨基酸。尽量减少含非必需氨基酸多的植物蛋白的摄入,如花生、豆类及其制品。

(2)热量与糖类。供给足够热量,以防止患者体内蛋白质过度分解。每日供给热量不少于 $126kJ/kg(30kcal/kg)$,主要由糖类和脂肪供给。低蛋白摄入会引起患者的饥饿感,可适当选取热量高蛋白质含量低的食物,如芋头、马铃薯、粉丝等。

(3)盐分与水分。肾衰竭早期,肾小管对钠的重吸收能力减退,而每日从尿中流失的钠增加,所以应增加水分和盐分的摄入。到肾衰竭末期,由于肾小球的滤过率降低,尿量减少,尿中钠的丢失已不明显,应注意限制水分和盐分的摄入。

(4)其他。注意补充富含钙、铁、维生素 C、B 族维生素和叶酸的食物,避免摄取含钾丰富的食物(如白菜、萝卜、梨、桃、葡萄、西瓜、香蕉等)。此外,为患者提供色、香、味俱全的食物,烹调时加用醋、番茄汁、柠檬汁等调料,以改善患者的食欲。

3.病情观察

严密观察患者的生命体征、意识状态的变化;每日测量患者体重,准确记录出入水量;观察有无液体量过多的症状或体征,如短期内体重迅速增加、血压升高、意识改变、心率加快、肺底部湿啰音、颈静脉怒张等;观察肾功能、血清电解质、血气分析结果变化,观察有无高血压脑病、心力衰竭、尿毒症性肺炎及电解质代谢紊乱和酸碱平衡失调等并发症的出现;观察有无感染征象,如体温升高、寒战、疲乏无力、咳嗽、咳痰、肺部湿啰音、尿路刺激征、白细胞计数升高等。

4.用药护理

强调遵医嘱用药的重要性,向患者介绍药物的用法、剂量、疗程、不良反应及注意事项。应用促红细胞生成素纠正贫血时,注意观察药物不良反应,如头痛、高血压、癫痫发作等,定期查血红蛋白和血细胞比容等;使用骨化三醇治疗肾性骨病时,随时监测血钙、血磷浓度,防止内脏、皮下、关节血管钙化及肾功能恶化的发生。

5.预防感染

(1)监测感染征象。准确留取痰标本、尿标本及血标本并及时送检。

(2)预防感染。具体措施包括:保持病室整洁安静,定期通风及空气消毒;各项检查治疗严格执行无菌操作;加强生活护理,尤其口腔和会阴部皮肤的护理,指导卧床患者定期翻身、有效咳嗽;对患者进行健康教育,如尽量避免去人多的公共场所,接受血液透析的患者及时注射乙肝疫苗并减少血液制品的输注,以减少感染的发生。

6.心理护理

护理人员应积极与患者进行沟通交流,耐心倾听患者主诉,了解患者的需求,并尽量满足其需求,帮助患者树立战胜疾病的信心。同时要帮助家属理解并接受患者的改变,鼓励与指导家属参与患者的护理。

(八)健康指导

1.预防疾病

早期发现与治疗导致肾损害的因素,如高血压、糖尿病。已有肾脏基础疾病者应避免加速肾功能恶化的因素,如肾毒性药物的使用、尿路梗阻。注意个人卫生,保持口腔、皮肤及会阴部的清洁,皮肤瘙痒时避免用力搔抓。注意保暖,避免受凉。

2.疾病知识指导

向患者及家属介绍本病的基本知识。指导患者根据病情适当安排活动量,注意劳逸结合,避免劳累。注意个人卫生,居室定期开窗通风。已行透析治疗的患者,血液透析者应注意保护好动－静脉瘘管,腹膜透析者保护好腹膜透析管道。

3.随访指导

准确记录患者每日的尿量、血压、体重。定期复查肾功能、血清电解质等。指导患者定期门诊随访。

(九)预后

本病为不可逆病变,肾脏替代治疗可显著延长患者的生存时间,病程可长达数年,但发展至尿毒症时病死率较高。患者的预后受肾脏基础疾病治疗情况、是否存在导致肾损害加重的因素、并发症的发生、替代治疗等多种因素的影响。

第四节　肾盂肾炎的护理

肾盂肾炎是由各种病原微生物感染所引起的肾盂、肾盏及肾实质的感染性炎症,是泌尿系感染中最常见的临床类型。肾盂肾炎为上尿路感染,尿道炎和膀胱炎为下尿路感染,而肾盂肾炎常伴有下尿路感染,临床上在感染难以定位时可统称为尿路感染。本病好发于女性,尤多见于育龄期妇女、女婴、老年女性和免疫功能低下者。

一、护理评估

(一)致病因素

1.病因

尿路感染最常见的致病菌是肠道革兰阴性杆菌,其中以大肠埃希菌最常见,占70％以上,其次为副大肠埃希菌、变形杆菌、克雷白杆菌、产气杆菌、沙雷杆菌产碱杆菌和葡萄球菌等。致病菌常为1种,极少数为2种以上细菌混合感染。偶可由真菌、病毒和原虫感染引起。

2.易感因素

由于机体具有多种防御尿路病原微生物感染发生的机制。所以,正常情况下细菌进入膀胱不会引起肾盂肾炎的发生。主要易感因素如下。

(1)尿路梗阻和尿流不畅:是最主要的易感因素,以尿路结石最常见。尿路不畅时,尿路的细菌不能被及时冲刷清除出尿道,在局部生长和繁殖,易引起肾盂肾炎。

(2)解剖因素:女性尿道短直而宽,尿道口距肛门、阴道较近,易被细菌污染,故易发生上行感染。

(3)尿路器械操作:应用尿道插入性器械时,如留置导尿管和膀胱镜检查、尿道扩张等可损伤尿道黏膜,或使细菌进入膀胱和上尿路而致感染。

(4)机体抵抗力低下:糖尿病、重症肝病、癌症晚期、艾滋病、长期应用激素和免疫抑制药等均易发生尿路感染。

3.感染途径

(1)上行感染:为最常见的感染途径,病原菌多为大肠埃希菌,以女性多见。细菌由尿道外口经膀胱、输尿管逆流上行到肾盂,引起肾盂炎症,再经肾盏、肾乳头至肾实质。

(2)血行感染:致病菌多为金黄色葡萄球菌。病原菌从体内感染灶如扁桃体炎、鼻窦炎、龋齿或皮肤化脓性感染等侵入血流,到达肾皮质引起多发性小脓肿,再沿肾小管向下扩散至肾乳头、肾盂及肾盏,引起肾盂肾炎。

(3)淋巴道感染:病原菌从邻近器官的病灶经淋巴管感染。

(4)直接感染:外伤或肾、尿路附近的器官与组织感染,细菌直接蔓延至肾引起肾盂肾炎。

(二)身体状况

按病程和病理变化可将肾盂肾炎分为急性和慢性两型。

1.急性肾盂肾炎

(1)起病急剧,病程不超过半年。

(2)全身表现:常有寒战、高热,体温升高达38.5～40℃,常伴有全身不适、头痛、乏力、食欲缺乏、恶心呕吐等全身毒血症症状。

(3)泌尿系统表现:可有腰痛、肾区不适和尿路刺激征,上输尿管点或肋腰点压痛,肾区叩击痛。重者尿外观混浊,呈脓尿、血尿。

2.慢性肾盂肾炎

急性肾盂肾炎反复发作,迁延不愈,病程超过半年即转为慢性肾盂肾炎。慢性肾盂肾炎症状一般较轻,或仅有低热、倦怠,无尿路感染症状,但多次尿细菌培养均呈阳性,称"无症状菌尿"。急性发作时与急性肾盂肾炎症状相似,如不及时治疗可导致肾功能减退,最终可发展为肾衰竭。

3.并发症

常见有慢性肾衰竭、肾盂积水、肾盂积脓、肾周围脓肿等。

(三)心理－社会状况

由于起病急,症状明显,女性患者羞于检查,或反复发作迁延不愈,患者易产生焦虑、紧张和悲观情绪。

(四)实验室及其他检查

1.尿常规

尿液外观混浊;急性期尿沉渣镜检可见大量白细胞和脓细胞,如出现白细胞管型,对肾盂肾炎有诊断价值;少数患者有肉眼血尿。

2.血常规

急性期白细胞总数及中性粒细胞增高。

3.尿细菌学检查

尿细菌学检查是诊断肾盂肾炎的主要依据。新鲜清洁中段尿细菌培养,菌落计数不低于 10^5 个/mL 为阳性,菌落计数低于 10^4 个/mL 为污染,如介于两者之间为可疑阳性,需复查或结合病情判断。

4.肾功能检查

急性肾盂肾炎肾功能多无改变,慢性肾盂肾炎可有夜尿增多、尿比重低而固定,晚期可出现氮质血症。

5.X 线检查

X 线腹部平片及肾盂造影可了解肾的大小、形态、肾盂肾盏变化以及尿路有无结石、梗阻、畸形等情况。

6.超声检查

超声检查可准确判断肾大小、形态以及有无结石、囊肿、肾盂积水等。

二、常见护理诊断/问题

(一)体温过高

与细菌感染有关。

(二)排尿异常

与尿路感染所致的尿路刺激征有关。

(三)焦虑

与症状明显或病情反复发作有关。

(四)潜在并发症

有慢性肾衰竭、肾盂积水、肾盂积脓和肾周围脓肿。

三、治疗及护理措施

(一)治疗要点

1.一般治疗

急性期全身症状明显者应卧床休息,饮食应富有热量和维生素并易于消化,高热脱水时应静脉补液,鼓励患者多饮水、勤排尿,促使细菌及炎性渗出物迅速排出。

2.抗菌药物治疗

原则上应根据致病菌和药敏试验结果选用抗菌药,但由于大多数病例为革兰阴性杆菌感染,急性型患者常不等尿培养结果,即首选对此类细菌有效,而且在尿中浓度高的药物治疗。

(1)常用药物。

喹诺酮类,如环丙沙星、氧氟沙星,为目前治疗尿路感染的常用药物,病情轻者,可口服用药:较严重者宜静脉滴注,环丙沙星 0.25g,或氧氟沙星 0.2g,每 12h1 次。

氨基糖苷类,庆大霉素肌内注射或静脉滴注。

头孢类,头孢唑啉肌内或静脉注射。

磺胺类,复方磺胺甲基异噁唑(复方新诺明)口服。

(2)疗效与疗程:若药物选择得当,用药24h后症状即可好转,如经48h仍无效,应考虑更换药物。抗菌药用至症状消失,尿常规转阴和尿培养连续3次阴性后3～5d为止。急性肾盂肾炎一般疗程为10～14d,疗程结束后每周复查尿常规和尿细菌培养1次,共2～3周,若均为阴性,可视为临床治愈。慢性肾盂肾炎疗程应适当延长,选用敏感药物联合治疗,疗程2～4周;或轮换用药,每组使用5～7d查尿细菌,如连续2周(每周2次)尿细菌检查阴性,6周后再复查1次仍为阴性,则为临床治愈。

(二)护理措施

1.病情观察

观察生命体征,尤其是体温变化;观察尿路刺激征及伴随症状的变化,有无并发症等。

2.生活护理

(1)休息:为患者提供安静、舒适的环境,增加休息和睡眠时间。高热患者应卧床休息,体温超过39℃时需行冰敷、酒精擦浴等措施进行物理降温。

(2)饮食护理:给予高蛋白、丰富维生素和易消化的清淡饮食,鼓励患者多饮水,每日饮水量不少于2000mL。

3.药物治疗的护理

(1)遵医嘱用药,轻症者尽可能单一用药,口服有效抗生素2周;严重感染宜联合用药,采用肌内注射或静脉给药;已有肾功能不全者,则避免应用肾毒性抗生素。

(2)观察药物疗效,协助医师判断停药指征。

(3)注意药物的不良反应:诺氟沙星、环丙沙星可引起轻微消化道反应、皮肤瘙痒等;氨基糖苷类药物对肾脏和听神经有毒性作用,可引起耳鸣、听力下降,甚至耳聋;磺胺类药物服药期间要多饮水和服用碳酸氢钠以碱化尿液,增强疗效和减少磺胺结晶的形成。

4.尿细菌学检查的标本采集

(1)宜在使用抗生素前或停药5d后留取尿标本。

(2)留取清洁中段尿标本前用肥皂水清洗外阴部,不宜用消毒剂,指导患者留取尿标本于无菌容器内,于1h内送检。

(3)最好取清晨第1次(尿液在膀胱内停留6～8h或以上)的清洁、新鲜中段尿送检,以提高阳性率。

(4)尿标本中注意勿混入消毒液;女性患者留取尿标本时应避开月经期,防止阴道分泌物及经血混入。

5.心理护理

向患者说明紧张情绪不利于尿路刺激征的缓解,指导患者放松身心,消除紧张情绪及恐惧心理,树立战胜疾病的信心,共同制订护理计划,积极配合治疗。

6.健康教育

向患者及家属讲解肾盂肾炎发病和加重的相关因素,积极治疗和消除易感因素。尽量避免导尿及尿道器械检查,如果必须进行,应严格无菌操作,术后应用抗菌药以防泌尿系感染。指导患者保持良好的生活习惯,合理饮食,多饮水,勤排尿,尽量不留残尿;保持外阴清洁,女性患者忌盆浴,注意月经期、妊娠期、产褥期卫生。加强身体锻炼,提高机体抵抗力。育龄妇女患者,急性期治愈后 1 年内应避免妊娠。与性生活有关的反复发作患者,应于性生活后立即排尿和行高锰酸钾坐浴。告知患者遵医嘱坚持按疗程应用抗菌药物是最重要的治疗措施,嘱患者不可随意增减药量或停药,以达到彻底治愈的目的,避免因治疗不彻底而演变为慢性肾盂肾炎。慢性肾盂肾炎应按医嘱用药,定期检查尿液,出现症状立即就医。

参考文献

[1]范本芳,赵茁,李伟鹤,等.现代综合护理实践与管理[M].西安:西安交通大学出版社,2022.

[2]侯晶岩.实用内分泌与糖尿病护理实践[M].长春:吉林科学技术出版社,2019.

[3]张薇薇.综合护理实践与技术新思维[M].北京:中国纺织出版社有限公司,2020.

[4]董桂清,张玉兰,陶红伟,等.实用常见疾病护理[M].长春:吉林科学技术出版社,2020.

[5]高晓燕.实用护理学新进展[M].西安:陕西科学技术出版社,2020.

[6]张凤英.实用护理学常规[M].昆明:云南科技出版社,2020.

[7]范光磊,李玉倩,王婷,等.内科常见病诊疗与护理[M].长春:吉林科学技术出版社,2020.

[8]张翠华,张婷,王静,等.现代常见疾病护理精要[M].青岛:中国海洋大学出版社,2020.

[9]安翠莲.现代护理思维实践[M].北京:科学技术文献出版社,2020.

[10]陈文静,王亚,桑艳艳,等.临床实用护理常规[M].北京:中国科学技术出版社,2018.

[11]张红,刘培培,李晶晶,等.精编护理学基础与临床实践[M].长春:吉林大学出版社,2022.

[12]路凤娟,焦丽华,王璇璇,等.常见疾病临床护理实训[M].北京:科学技术文献出版社,2021.

[13]魏丽萍.实用内科护理实践[M].哈尔滨:黑龙江科学技术出版社,2020.

[14]吴小玲,姜桂艳,祝雪毅,等.临床护理基础及专科护理[M].长春:吉林科学技术出版社,2018.

[15]庞建霞,郭桂花,朱文梅,等.实用临床疾病护理常规[M].北京:科学技术文献出版社,2021.

[16]夏侯洪文,丰洁,王欢,等.现代临床护理基础[M].北京:科学技术文献出版社,2020.

[17]孙丽博.现代临床护理精要[M].北京:中国纺织出版社有限公司,2020.

[18]张海芝,张海青,刘丰芹,等.实用常见疾病临床护理[M].北京:科学技术文献出版社,2021.

[19]陈素清,齐慧,崔桂华,等.现代实用护理技术[M].青岛:中国海洋大学出版社,2021.

[20]杨虹秀.呼吸内科常见病护理[M].长春:吉林科学技术出版社,2019.